中国医学临床百家·解读

关于进一步完善院前
医疗急救服务的指导意见解读

吕传柱　主编

科学技术文献出版社
SCIENTIFIC AND TECHNICAL DOCUMENTATION PRESS

·北京·

图书在版编目（CIP）数据

关于进一步完善院前医疗急救服务的指导意见解读/吕传柱主编. —北京：科学技术文献出版社，2021.3

ISBN 978-7-5189-7698-0

Ⅰ.①关… Ⅱ.①吕… Ⅲ.①急救—医疗卫生服务—中国 Ⅳ.①R199.2

中国版本图书馆 CIP 数据核字（2021）第 041402 号

关于进一步完善院前医疗急救服务的指导意见解读

策划编辑：邓晓旭　　　责任编辑：胡　丹　邓晓旭　　　责任校对：张吲哚　　　责任出版：张志平

出　版　者	科学技术文献出版社	
地　　　址	北京市复兴路 15 号　邮编 100038	
编　务　部	（010）58882938，58882087（传真）	
发　行　部	（010）58882868，58882870（传真）	
邮　购　部	（010）58882873	
官 方 网 址	www.stdp.com.cn	
发　行　者	科学技术文献出版社发行　全国各地新华书店经销	
印　刷　者	北京地大彩印有限公司	
版　　　次	2021 年 3 月第 1 版　2021 年 3 月第 1 次印刷	
开　　　本	787×1092　1/16	
字　　　数	154 千	
印　　　张	8.25	
书　　　号	ISBN 978-7-5189-7698-0	
定　　　价	78.00 元	

∽ 编委会 ∾

主　编　吕传柱

副主编　（按姓氏笔画排序）

王　鹏　　田国刚　　吴国平　　张　华

编　委　（按姓氏笔画排序）

王日兴　　王振昊　　王　鹏　　田国刚

史　可　　吕传柱　　李　静　　吴国平

张　伟　　张　华　　陈　松　　范善杰

欧阳洁淼　弥　龙　　姚津剑　　董焕祥

本书得到以下单位和项目的支持：

急救与创伤研究教育部重点实验室

中国医学科学院海岛急救医学创新单元（2019RU013）

海南医学院科研培育基金（HY 2018-25）

主编简介

吕传柱，主任医师、二级教授、博士研究生导师，享受国务院政府特殊津贴。现任海南医学院党委书记。兼任急救与创伤研究教育部重点实验室主任、中国医学科学院海岛急救医学创新单元主任、海南省创伤与灾难救援研究重点实验室主任、海南生物材料与医疗器械工程研究中心（急诊与创伤）主任、海南省急危重症临床医学研究中心主任、创伤医学院士工作站主任；中华医学会急诊医学分会第十届委员会主任委员；国家临床重点专科（急诊医学科）专业负责人。主持国家级科研项目9项，省部级项目8项；获省、市科技进步奖7项；主编、参编国家级规划教材14部；以第一作者或者通讯作者发表论文100余篇，其中SCI 40余篇；授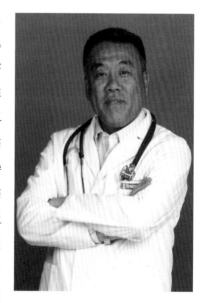权专利8项。国内外多本研究领域杂志主编、副主编。创办了海南省首家急救中心，并在全国率先通过国际质量体系认证；创建了海南省第一家创伤中心；组建了海南医学院急诊创伤学院，该学院是目前中国高等医学院校中首家以急救急诊为专业方向的专科学院，并担任专业负责人。

副主编简介

（按姓氏笔画排序）

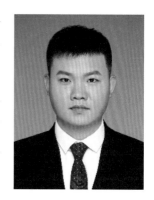

　　王鹏，博士研究生，讲师、主治医师。中国医学救援协会科普分会第一届委员会理事，中国中西医结合学会急救医学专业委员会第七届委员会委员。参与科技基础资源调查专项课题 1 项、国科金 3 项、省重大 1 项，主持校级课题 1 项；参与国家级规划教材《中西医结合急救医学》等教材编写 5 部；参与编写专家共识 1 项。以第一作者发表学术论文 10 余篇。获校级教学成果奖一等奖 1 项。

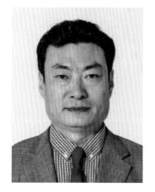

　　田国刚，医学博士，主任医师，海南省有突出贡献的优秀专家。现任海南医学院第一附属医院急危重症医学部主任，国家临床重点专科海口市人民医院麻醉科学科带头人。兼任中华医学会麻醉学分会委员、学科建设组副组长；中国医药教育协会麻醉学教育分会常委；全国高等教育学会医学教育专业委员会麻醉学教育委员会理事；中国中西医结合学会麻醉学分会常委；中国医师协会麻醉学分会第 2～第 5 届常委、委员；国家卫健委麻醉质控中心委员；海南省麻醉专业委员会主任委员；海南省中西医结合学会疼痛专业委员会主任委员。主持和参与国家、省、市重大专项等科研课题 10 余项，以第一作者和通信作者在核心期刊和 SCI 收录期刊发表专业论文 30 余篇，获得本专业省部级奖励 3 项，主、参编《日间手术麻醉》《现代麻醉学》《中国医院院长》等专业书籍 5 部。

副主编简介

（按姓氏笔画排序）

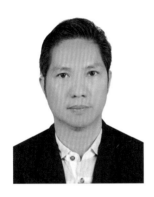

吴国平，教授、主任医师。现任三沙市人民医院院长。兼任中国医师协会急诊医师分会委员、中国创伤救治联盟第二届委员会常务委员、中国胸痛中心核查专家、中国医师协会急救复苏专业委员会常务委员、中华医学会急诊医学分会卒中学组组员、中华医学会海南省急诊医学专业委员会副主委、中国医师协会海南省急诊医师分会副会长、中国医学救援协会防护分会常务理事、中国医学救援协会卫生应急管理工作委员会委员、中国医院协会医疗质量专业委员会病案质控学组组员、中国地市级医院急诊专科医联体副主席、海南省急诊专科医联体副主席。参与国家级自然科学基金项目3项，参与编写专家共识3项，参与编写教材1部，主持省级自然科学基金项目1项，发表论文：核心期刊8篇，统计源14篇。

张华，博士，教授、硕士研究生导师。现任海南医学院国际护理学院副院长（主持全面工作）。海南省拔尖人才、南海名家青年项目人选、海南省"515人才工程"第三层次人才，首批海南省"双百"人才团队的核心成员，全国科普工作先进工作者，中国优秀红十字志愿者。兼任中国红十字会第十一届理事、中华医学会灾难医学分会教学培训学组副组长、中国研究型医院学会护理教育专业委员会常委、中华医学会急诊医学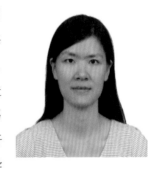

分会第八届委员会灾难学组委员、中国医学救援协会心肺复苏分会理事等职务。《中国急救医学杂志》《解放军护理杂志》等期刊编委。主持国家自然科学基金项目2项、省部级基金课题项目5项，以第一或通讯作者发表论文42篇（含SCI收录论文9篇）、主编或参加教材编写共20部。

序

院前医疗急救是急诊医疗体系的重要一环，而急诊医学作为我国卫生健康事业和社会公共服务的重要组成部分，一直受到社会和公众的关注。随着我国社会经济的发展，院前医疗急救专业伴随着急诊医学的发展不断地壮大，在"非典"后得到跨越式的发展，汶川地震后又随着开展卫生应急工作和医疗救援能力建设得到了进一步的加强。在新型冠状病毒肺炎疫情防控常态化的今天，对院前医疗急救能力提升又提出了新的挑战，需要不断完善急救网络布局，整合资源加大投入，加强专业人才队伍培养，强化全过程质量控制，提升公众认识水平和参与的积极性，提高院前医疗急救质量与效率，进一步提高院前医疗急救应对能力，统筹推进院前医疗急救事业健康发展。

院前医疗急救看似简单，似乎无需高深的学问与技能，但事实上院前医疗急救反应是否及时、调度是否合适、措施是否得力，均将影响到患者的安危。各种危急重症，意外伤害事故以及突发的灾难，均需要在现场进行紧急的初步急救，力争维持伤病员生命体征的稳定，而后快速转送到附近合适医院急诊科进一步诊治，真正体现急诊与急救医学"黄金一小时，白金十分钟"的救援理念。所以说，院前医疗急救水平的高低决定着疾病的诊治疗效，对人民群众的生命安全尤为重要。

为进一步加强院前医疗急救体系标准化、规范化建设，提高院前医疗急救服务能力，更好地满足人民群众对院前医疗急救需求，国家卫生健康委员会、国家发展和改革委员会、教育部、工业和信息化部、公安部、人力资源和社会保障部、交通运输部、应急管理部以及国家医疗保障局联合制定了《关于进一步完善院前医疗急救服务的指导意见》（以下简称《意见》），对以法规和制度保障我国急诊和急救医学发展意义重大。

本书由急救与创伤研究教育部重点实验室主任、著名急诊和急救医学专家吕传柱教授主编，参与编著的专家均是该领域的知名学者。这些专家在吕传柱教授的带领下，长期活跃在院前医疗急救一线，对推动我国急诊和急救医学发展起到了重要作用。作为领域专家，他们秉持科学严谨和实事求是的态度，对《意见》内容进行一一解读，既具有广阔的宏观视野，也具有深厚的学术厚度。作为该重点实验室学术委员会的成员，我与吕传柱教授等许多国内特别是海南的急诊急救医学专家有较多联系，有机会向他们学习，特别是在建立覆盖海南本岛和南中国海应对重大灾难事故（安全事件）和严重创战伤一体化紧急医学救援体系建设中见证了海南急救与急诊医学的快速发展，见证了教育部重点实验室的成长和取得的丰硕成果。我相信本书的出版，可以很好地为各级政府开展院前医疗急救事业提供指导，也必将对我国院前医疗急救专业的发展起到积极的推动作用。

衷心希望《关于进一步完善院前医疗急救服务的指导意见解读》的出版取得圆满成功！

中国工程院院士

中华医学会创伤学分会名誉主任委员

2021 年 1 月 25 日

前言

近几年，随着急诊医学的蓬勃发展，人民群众对健康的需求及对其重要性的认识日渐增强。在应对威胁人民群众生命安全的急危重症上，院前医疗急救逐渐成为卫生健康事业的重要组成部分，并在医疗急救、重大活动保障、突发公共事件紧急救援等方面发挥着重要作用。院前医疗急救是指由急救中心（站）和承担院前医疗急救任务的网络医院按照统一指挥调度，在患者送达医疗机构救治前，在医疗机构外开展的，以现场抢救、转运途中紧急救治以及监护为主的医疗活动。

院前医疗急救是急救医疗服务体系的重要环节。在较短的时间内，解决危及生命的急迫问题或解除病痛；对于急危重症患者，现场实施迅速准确有效的医疗救治以及安全的医疗转运，以最大限度地降低伤残率、死亡率，是院前医疗急救的主要任务。

宏观上看，院前医疗急救属于我国实施"健康中国"战略的一部分。为了普及健康生活方式、优化健康服务、完善健康保障、建设健康环境、发展健康产业、提升公民全生命周期健康水平，我国建立了健康教育制度和基本医疗卫生制度、建立健全医疗卫生服务体系，以保障公民获得健康教育的权利，提高公民的健康素养。因此，公民依法享有从国家和社会获得基本医疗卫生服务的权利，院前医疗急救便是基本医疗卫生服务之一。

在管理方面，为加强院前医疗急救管理、规范院前医疗急救行为、提高院前医疗急救服务水平、促进院前医疗急救事业发展，根据《执业医师法》《医疗机构管理条例》《护士条例》等法律法规制定了《院前医疗急救管理办法》，从机构设置、执业管理、监督管理、法律责任等方面，要求院前医疗急救以急救中心（站）为主体，与急救网络医院组成院前医疗急救网络共同实施，急救中心（站）和急救网络医院开展院前医疗急救工作应当遵守医疗卫生管理法律、法规、规章制度，以及技术操作规范、诊疗指南，县级以上地方卫生健康行政部门应当加强对院前医疗急救工作的监督与管理等。

在设施方面，为规范急救中心建设，提高急救中心项目的决策水平和工程建设水平，合理确定建设规模，正确掌握建设标准，满足急救中心基本功能需要，完善我国公共卫生服务体系，提高突发公共卫生事件的院前急救能力，适应经济社会发展，制定了《急救中心建设标准》，从建设规模和项目构成、建筑面积指标、规划布局与建设用地、建筑标准等方面，要求急救中心的建设具备满足应对各类突发事件、紧急医疗救援和重大活动、医疗救援保障的需要的能力，遵守国家有关法律法规和国家有关卫生工作的政策，正确处理需要和可能、现状与发展的关系，做到规模适宜、功能适用、装备适度、经济合理、安全卫生，要求急救中心的建设符合区域卫生规划、医疗机构设置规划和城市总体规划要求，充分利用现有卫生资源和基础设施，避免重复建设等。

在人员方面，院前医疗急救知识以及应对能力已经成为衡量医护人员工作质量的重要指标。要做好院前医疗急救工作，需要培养一支专业化的院前医疗急救人才队伍，其应具备丰富的急诊急救知识、良好的应急反应能力、娴熟的急诊医患沟通技巧。这就要求院前医疗急救专业人员不仅要具备高超的护理技术，还要建立广博的知识体系；不仅要有丰富的临床经验，还要有扎实的理论基础；不仅要有严谨的思维方式，还要有科学的急救方法。因此，对急危重症护理人员的知识结构、急救意识、急救理论和技术提出了高要求和高标准。

为进一步加强院前医疗急救体系标准化、规范化建设，提高院前医疗急救服务能力，更好地满足人民群众对院前医疗急救的需求，国家卫生健康委员会、国家发展和改革委员会、教育部、工业和信息化部、公安部、人力资源和社会保障部、交通运输部、应急管理部以及国家医保局联合制定了《关于进一步完善院前医疗急救服务的指导意见》(以下简称《意见》)。笔者根据《意见》中的指导思想、基本原则、主要目标等三大总体要求，以及对《意见》中的加强院前医疗急救网络建设、加强院前医疗急救人才培养和队伍建设、提升院前医疗急救服务能力、加强政策保障、组织实施等六大方面进行解读，结合本团队对上述《意见》的理解及总结编写本书。

海南医学院急诊创伤学院是全国首家急诊创伤学院，急诊医学科为国家临床重点专科，学科带头人吕传柱教授为中华医学会急诊医学分会的主任委员，拥有急救与创伤研究教育部重点实验室、中国医学科学院海岛急救医学创新单元、国家紧急医学救援队、海南省人才团队基地、海南省急危重症临床医学研究中心等平台。本书由急救与创伤研究教育部重点实验室专家共同编著，在此一并表示感谢。

本书共分为九章，首先介绍我国院前医疗急救事业的发展、国内外院前医疗急救概况以及与《院前医疗急救管理办法》的对比情况，其次逐一对"总体要求""加强院前医疗急救网络建设""加强院前医疗急救人才培养和队伍建设""提升院前医疗急救服务能力""加强政策保障""组织实施"进行深入解析，主题明确，内容简洁，具有新颖性、实用性、整体性，希望对基层医护人员院前医疗急救工作有所帮助，为地方制定完善院前医疗急救服务的具体实施方案提供工具，为我国院前医疗急救事业的发展尽一点微薄之力。

本书在编写过程中得到了本地区同行们的支持和帮助，在此致以衷心的感谢，由于写作水平有限，书中难免有不当之处，敬请各位同行批评指正。

编委会

2020 年 12 月 1 日

目录

第一章
我国院前医疗急救的发展

院前医疗急救服务是我国卫生健康事业的重要组成部分，党和政府历来高度重视。在院前医疗急救的不同发展阶段，医疗卫生相关部门相继发布了一系列标准、规范和指导意见，促进了我国院前医疗急救事业的发展。

一、我国院前医疗急救的发展阶段

我国的院前医疗急救大体经历了三个阶段。

1. 在改革开放以前，我国的院前医疗急救基本上是纯粹的救护车转运服务，而且仅仅是在几个传统大型中心城市以急救站的形式存在，形成了我国院前医疗急救发展的第一阶段。

2. 从改革开放到 21 世纪初，我国的院前医疗急救逐步形成了以独立型、依托型、指挥型等多种运作模式并存为特征的院前医疗急救的第二个阶段，院前医疗急救的能力建设、规模发展以及技术含量有了不同程度的提升，称得上完整意义上的院前医疗急救。

3. SARS 疫情之后，随着国家对公共卫生事件的重视和公众对院前医疗急救的需求越来越高，我国的院前医疗急救飞速发展，从单纯的、粗放的院前转运变成代表政府职能的，集医学急救、灾难救援、医疗保障、危重病监护转运等功能为一体的急救医疗服务体系。急救中心也向医疗紧急救援中心转变，其发展趋势：一是横向的功能提升和外延，院前医疗急救向专业化、综合化、集成化转变，如目前正在各地兴建的紧急医疗救援中心，其硬件和人员能力建设都得到了加强。二是纵向方面，学术内涵在不断深化和丰富，一些专业性很强的技术和设备被用于院前领域，构成了当前的第三个阶段。

院前医疗急救的社会要求和业务方向正朝着"人人享有基本的急救医疗服务"的目标发展。

二、我国院前医疗急救相关文件梳理

1980 年 10 月，原国家卫生部发布了《关于加强城市急救工作的意见》，为我国颁布的第一个与急救相关的文件，该文件从"急救网络"的性质和任务、急救工作的组织管理、急救医务人员的培训提高和科研工作、急救工作的领导等四个方面出台了指导意见。

1986年1月，原国家卫生部发布了《关于启用"120"为全国急救中心（站）的统一电话号码的通知》，明确将全国急救中心（站）使用的电话号码统一规定为"120"，规范了我国医疗急救电话号码的设置。

1994年9月，原国家卫生部出台了《医疗机构基本标准（试行）》，其中第八部分对急救中心（站）和急救中心的科室设置、急救车辆、通信、人员、房屋、急救网络、规章制度、注册资金等进行了要求。

2013年11月，原国家卫生计生委出台了《院前医疗急救管理办法》，对院前医疗急救机构设置、执业管理、监督管理、法律责任、附则等进行了详细说明。

2014年4月，原国家卫生计生委出台了《关于规范院前医疗急救管理工作的通知》，进一步规范了院前医疗急救服务行为，同时对如何贯彻《院前医疗急救管理办法》提出了具体要求。

2016年11月，住房和城乡建设部、国家发展和改革委员会发布了《急救中心建设标准》，从建设规模与项目构成、建筑面积、规划布局与建设规模、建筑标准、装备要求和配备标准、主要技术经济指标等方面进一步规范了急救中心建设。

2019年6月，国家卫生健康委员会发布了《关于开展互联网＋院前医疗急救试点工作的通知》，提出加强区域急诊急救信息资源整合，提升院前医疗急救体系信息化程度，加强与院内急诊信息系统的有效连接，进一步提升危急重症救治效率，决定在北京、上海、重庆等省市开展互联网＋院前医疗急救试点工作。

2019年12月，《中华人民共和国基本医疗卫生与健康促进法》颁布，其第二十七条指出：国家建立健全院前急救体系，为急危重症患者提供及时、规范、有效的急救服务。卫生健康主管部门、红十字会等有关部门、组织应当积极开展急救培训，普及急救知识，鼓励医疗卫生人员、经过急救培训的人员积极参与公共场所急救服务。公共场所应当按照规定配备必要的急救设备、设施。急救中心（站）不得以未付费为由拒绝或者拖延为急危重症患者提供急救服务。

2020年9月24日，国家卫生健康委员会联合国家发展和改革委员会、教育部、工业和信息化部、公安部、人力资源和社会保障部、交通运输部、应急管理部以及国家医保局，共9个部门发布了《关于印发进一步完善院前医疗急救服务指导意见的通知》，从总体要求、加强院前医疗急救网络建设、加强院前医疗急救人才培养和队伍建设、提升院前医疗急救服务能力、加强政策保障、组织实施六个方面提出了22条具体指导意见，任务明确、定位准确，成为我国院前医疗急救的纲领性文件。

~ 第二章 ~
国内外院前医疗急救介绍

院前医疗急救在医疗急救、重大活动保障、突发公共事件紧急救援等方面发挥了重要作用。院前医疗急救能力是一个地区急救医学发展的体现，是衡量该地区社会保障能力的重要指标。目前我国院前医疗急救还停留在急诊医疗服务阶段，尚未形成公众急救服务系统。而国外的院前急救模式、急救事业建设、急救法律制度保障等已经发展了很久，比较和借鉴国外的院前急救模式和急救医疗服务经验，再结合我国国情，可以为我国院前医疗急救模式的建立、进一步深化急救医学事业发展提供参考。

一、国内外院前医疗急救模式

目前国外有两种院前医疗急救模式，即"英美模式"和"法德模式"。

"英美模式"也称为"消防救护模式"，是由急救员将患者进行现场紧急处理后送往医院治疗，缩短院前急救时间，将主要的诊疗操作转移到院内进行，即"将患者带到医院"。目前美国、英国、日本、澳大利亚，以及中国香港等国家和地区运用这种模式。

"法德模式"也称为"医疗急救模式"，是由专业急救人员尽快到达现场，在现场对患者进行救治，待患者生命体征稳定后直接转入就近医院的相关科室或重症监护室治疗，即"将医院带给现场患者"。目前法国、德国、俄罗斯、瑞典等国家运用这种模式。

我国的急救模式繁多，暂时未制定统一规范的急救模式，存在多种模式共存的局面，主要包含以下几种院前急救模式：

1. 依托型：行政部门把急救任务完全交付于某个综合性医院来管理，院前急救和院内急救由本医院急诊科室承担。人员、车辆、医疗设备和支出费用由医院负责，政府提供支持。

2. 指挥型：主要由急救指挥中心及各大医院组成，但急救中心与医院之间无隶属关系，只负责院前指挥调度，院前现场急救及院内急救由医院的急救网络体系负责。人员、车辆、医疗设备属于医院所有。

3. 独立型：设立一个急救中心，并在各区设立区级急救站并与急救中心联网，以院前急救为重点，建有院内急诊及 EICU 等，急救中心的运行、管理、经济核算均独立进行，实行统一指挥、调度，从接警到院前急救工作以及将患者送至医院均由急救中心承担，院内急救由医院负责。

4. 指挥协作型：按城市管辖片区和医院专科性质划分出诊范围，医院分片出诊，车辆、医务人员和驾驶人员、反应时间等都由各医院自行管理和调配。

5. 移动医院型：是新兴出现的院前急救模式，将综合的医疗卫生模式较为完整地"复刻"到灾难现场或是附近，搭建起不同功能的帐篷，设立及开展医院成套的诊疗、化验、影像学检查、手术室、药房，以便于可以及时、高效地实施现场救护。如2014年在印度尼西亚苏门答腊岛海啸国际救援中，我国首次应用移动医院模式，最大程度地减少受伤患者的转运时间，提高了患者的存活率。2020年新冠肺炎期间，国家紧急医学救援队驰援武汉也应用移动医院模式。

二、国内外急救体系介绍

1. 国内外急救系统的运行

英国于1974年在全国范围内对医疗急救服务实行分级规划管理，成立了53个急救站，急救电话统一使用"999"，要求急救中心接到电话后询问问题，按病情危重程度分层，按照分层原则派出相应的急救车辆或直升机，3 min 内急救车出动，7 min 到达急救现场。然后将危重程度的评估情况输入电脑后，系统分析处理结果，自动将患者分为红（最危重患者）、黄（危重患者）、绿（一般急救患者）三个等级，不同等级的患者将会得到最适合其病情的救治。

美国的急救医疗服务（emergency medical services，EMS）开始于1966年，20 世纪70 年代末形成了一套急救指挥调度方面完整和标准的做法，称为急救优先分级调度系统（medical priority dispatch system，MPDS）。MPDS 主要由40 余条预案组成，帮助用户根据事先定义的预案来确定来电优先次序，并给予不同级别的响应与电话指导。

在法国，院前急救体系是由紧急医疗服务调度中心（service daide medicale urgent，SAMU）和多个移动急救站组成。SAMU 是院前医疗急救的主体，分为两部分：一是医疗辅助接线员，为接听急救电话的一线人员，负责确定来电的地理位置、一般情况登记、判断呼叫的紧急程度，对病情做出初步的评估。二是调度急救医师，医疗辅助接线员根据情况将电话转给调度医师，通过简明扼要的询问患者的病情，然后根据患者的病情将呼救进行等级分类，对每一类型的呼救做出适当的处置，可以通过电话给予简单的医疗建议，同时和现场急救医师保持联系，根据急救医师的汇报和每天各医院网上汇报的空床情况，帮助患者联系到一个最适合其病情的医院。移动急救站是由1 个或多个移动医疗队组成，每个移动医疗队至少是由 1 名急救医师、1 名护士和 1 名急救医疗技师组成。

德国的急诊医疗系统比较完善，在全国各地区基本上形成了以急救中心和消防队、急救医院、医院急诊科为主体的急诊医疗网，具有速度快和受益面广的特点。急诊及辅助机构均由州卫生部负责管理，整个急诊系统由 3 部分构成：急诊救护、急诊医疗和协同工作的消防队。多数州的急救中心、医院急诊科、消防队提供日夜急诊抢救、急诊医疗和急诊护理服务。消防队不直接进行急诊医疗，其任务主要是排除险情、将受难者解脱出危险环境、为急救工作创造良好的条件。

2. 国内外院前医疗急救人才培养及队伍建设

英国院前急救人员一般是由急救员和急救医助 2 人组成，分别从事抢救工作和非紧急工作。急救员需要学习 12 周课程，核心内容及考核由健康保健发展协会（institute of health and care development，IHCD）负责，再经急救中心和医院急诊科实习 1 年，之后参加全国急救员资格考试，合格后才能参加工作，该资格每三年需要重新认证。急救员成为急救医助还要有最少 12 个月的"路上"经验，经过选拔后参加至少 2 个月的急救培训课程，在医院急诊室、手术室等进修之后再进一步接受高级生命支持、创伤、内科学和儿科学的培训考核，在经过 6 个月工作实习之后，才能得到急救医助认证。

美国院前急救人员是由急救医师、急救医疗救护员和急诊科护士构成。急救医师已被公认为医学专业人员。急救医疗救护员（emergency medical technician，EMT）是美国主要的院前反应人员，培养目标以快速识别处理和转运为主，负责院前急救与运送工作。按照其水平可分为 3 类：初级急救医疗救护员（EMT-B），培训时间至少 110 小时，主要掌握心肺复苏、外科止血包扎等基本生命支持技术；中级急救医疗救护员（EMT-I），培训时间 200~400 小时，进一步掌握静脉内注射，气管插管等技术；高级急救医疗救护员（EMT-P）是具有较高水平的院前急救人员，培训时间至少 1000 小时，包括 250~500 小时的理论学习，需掌握高级生命支持及现场外伤急救处理技术。此外，所有的资格认证并不是一次性完成的，还必须完成最低限度的继续教育时限。

美国公众急救意识较强，且 2000 年开始推广公众除颤计划，除了专业培训心肺复苏（cardiopulmonary resuscitation，CPR）的机构外，大部分学校和社区机构都由专业人员提供急救培训，很多非专业人员都会拥有基础生命支持（basic life support，BLS）证书，公众急救培训率高，学习方式广泛，仅在 2012 年，美国便有 1310 万人接受了 CPR 培训。心脏病协会提出"即时心脏 AED 急救"培训方案，学员可以借助多媒体方式接受 AED 培训，完成学习并通过权威部门的评估后，可获相应的资质证书。

法国的院前急救是以医师为主的分级服务体系，由配有全套急救设备的急诊专科医师、急诊护士、驾驶员组成，培养目标是将患者运送到医院之前稳定生命功能。其中急诊专科医师由固定的急诊科人员与其他医院兼职医师组成，且接受过 3~4 年专科培训和 2 年的急诊专业培训。急诊护士通过 100 学时的培训，并在 SAMU 实习后才能上岗。驾驶员要经过法国急救系统 1 周的专业理论培训、1 周的操作练习、1 周的医疗救护车实习才能上岗，不仅是一名驾驶员，更是一名医疗辅助人员。法国设立急救者协会网站，招募志愿者。国家医学研究院通过各种措施来提高公众急救知识，如为学校、军队、各大集团所属人员提供急救训练课程。此外，对所有公民免费开放分级、综合性急救训练课程，课程采用模块教学，可以使急救者持续地完善和更新自己的急救知识。

新加坡民防部队承担运营院前急救系统的职责，发展了紧急医疗服务（emergency medical services，EMS）分层响应系统。新加坡救护车由受过专门训练的紧急医疗救护技术员（emergency medical technician，EMT）驾驶，主要由消防人员构成，取代了担任救护人员的护士。从 2013 年起，新加坡民防部队开始培训消防 EMT，也被称为"跨界消防员"，并要求每一个消防局的站点都必须配备 EMT 摩托车，以快速响应紧急医疗呼救。自 2016 年起，新加坡开展"AED on Wheels"试验计划，成为东南亚首个在出租车上配备自动体外除颤仪（automated external defibrillator，AED）的国家。

由于院前急救模式不同，我国的院前急救人员可分为：①专职院前急救人员，由急救医师、护士、驾驶员 3 类人员组成。②医院急诊兼职的院前急救人员，主要由急诊医师（含各临床科室的轮值医师）、护士、驾驶员组成。根据急救呼叫无差别进行急救服务，人员专业水平参差不齐，专业性培养机制尚未形成，且从事院前急救的人员相对缺乏，队伍稳定性匮乏。

2014 年起实施的《院前医疗急救管理办法》明确了医疗救护员的定义和工作范围，医疗救护员是指运用救护的知识和技能，对各种急症、意外事故、创伤和突发公共卫生事件施行现场初步紧急救护的人员。共分为三个等级：四级医疗救护员、三级医疗救护员和二级医疗救护员。依据《医疗救护员国家职业标准》的要求，对医疗救护员的培训包括理论培训和实际操作两个阶段的学习。四级医疗救护员培训时间不少于 300 标准学时，晋级三级医疗救护员应不少于 200 标准学时，晋级二级医疗救护员应不少于 200 标准学时。医疗救护员按照国家有关规定经培训考试合格后取得国家职业资格证书。

对于普及公众急救知识、培训救护员方面借鉴美国 AHA 模式，由红十字会等社会组织和急救中心等医疗机构开展群众性应急救护培训，普及全民应急救护知识，使公众掌握基本必备的心肺复苏等应急自救互救知识与技能，通过考核方式获得救护员资格证书。

3. 院前医疗急救反应时间及救护交通工具配置

院前急救反应时间和急救救护车的配置是院前医疗急救的前提条件。许多发达国家城市对院前医疗急救反应时间均有严格的标准限制，丹麦的急救反应时间是最快的，小于 3 min，日本急救反应时间约 3 min，美国的急救反应时间为 6.75 min，德国急救反应时间为 7～10 min，英国伦敦急救反应时间为 8 min，新加坡急救反应时间为 8 min，加拿大多伦多急救反应时间为 9 min。可见发达国家大部分城市急救反应时间均在 10 min 以内。

而我国根据国务院的要求，急救网络应合理布局，急救半径应控制在 <8 km，保证接到报警后救护车 15 min 内到达患者驻地。即按照调度时间 <3 min，出车时间 <2 min，到达时间 <5 min，现场处置时间 <15 min 的标准。目前我国平均调度时间及平均现场处置时间已达到国务院乃至欧美标准。但我国幅员辽阔，各地区发展不平衡，救护车的配置情况也是各不相同，故全国平均出车时间、平均到达时间至今仍未达到国务院的标准。

美国的院前急救规定：在城市地区，95% 的呼叫请求应在 10 min 内响应；在郊区则应该在 30 min 内响应。先进的信息技术被用来协助救护车的管理，其中包括道路网络监控、车辆定位系统、地理信息系统和基于人工智能的呼叫筛选系统。法国的急救交通工具有专门的救护车、快速汽车或直升机，这些交通工具都装备有治疗任何急症的设备，由 SAMU 的医疗调度员调配，统一管理。

德国急救医疗服务的最大特点是高效率。在接到呼救后，救护车平均在 7 min 内到达事发地点。德国的救护车 90% 属红十字会所有，医院不承担运送患者任务，只负责收治。德国的救护车有三种：①急救车，装备有高级急救设备，主要是抢救患者。②救护车，装备一般的急救设备，主要是运送患者。③急救医师车，主要为运送急救医师用，也装有一些急救设备，具有抢救患者的能力。急救车固定在各急救站，统一编号，受急救指挥中心调配。此外德国广泛应用直升机进行空中救护，其服务半径为 40 ~ 80 km，只用 10 min 时间就可以到达任何地点，每架直升机可载运 2 名伤病员，许多医院都有直升机停机坪。

国内的救护车大多是普通型救护车，缺少专业急救和监护设备设施，据不完全统计，全国现有各类运行模式的急救中心（急救站）近 4000 家，救护车辆 35 000 余辆，救护车品牌型号繁杂，未形成统一规格标准，仅仅具有转运能力，抢救能力非常有限。

4. 院前医疗急救中的移动医疗

近年来，随着移动网络及无线设备的快速发展，急救医疗系统与无线通信技术已经进入了飞速融合阶段。国际医疗卫生委员会对移动医疗（mHealth）的定义为：通过使用移动通信技术工具（PDA、移动电话和卫星通信等）来提供医疗服务和信息，具体到移动互联网领域，则以安卓和 ios 等移动终端系统的医疗健康类 APP 应用为主。它包括远程患者监测、视频会议、在线咨询、个人医护护理装备、无线访问电子病历和处方等。依托远程医疗系统可将院前急救、院内急诊有机地融合在一起，缩短急救时间，降低急救死亡率，为灾难救援提供借鉴。

国外的一些移动医疗公司在院前医疗急救的移动医疗方面早有探索，如 CardiNet 公司为患者提供长期远程心脏检测：自动将心电图发送给监测中心，及时诊治。国外政府和国际组织也参与并主导规范移动医疗设备，如欧盟建立了移动医疗审批标准体系，层层分权使审批流程更加标准化，提高了工作效率。我国的移动医疗发展时间较短，在医疗资源、政策扶持、技术、体系方面还处于摸索建设阶段，各个医疗网络之间互不联通，存在信息相对孤立、缺乏系统管理等问题。2018年政府积极推出"互联网＋医疗健康"的移动医疗建设措施，出现了移动急救平台、实时大数据监测、院前救护定位、远程医疗服务、手机APP等移动医疗建设中的亮点。

（1）移动急救平台

目前国内应用的移动急救平台主要包括以下三个方面：

1）建立"院前－院内"移动信息平台，可以采用便携式平板电脑等，由院前急救人员简单、便捷地填写急救病例，记录重要病史、整体及生命体征数据（如血压、心率等），并可及时传输到院内急诊平台。

2）通过"院前－院内"移动信息平台将院前急救过程中救治患者的医疗设备（如监护仪、心电图机、呼吸机、除颤仪等）与院内急诊监控设备相连接，实时采集患者生理数据。

3）利用移动网络技术、视频传输技术以及高清视频监控技术等，实现远程视频实时监控，并结合患者病史、生命体征数据及生理参数等可以实现院内、院外远程诊疗支持，院内急诊室医师可以指导院前急救人员进行有效的诊疗操作。

（2）移动医疗在院前急救系统中应用的优势

1）可以实现病例共享：通过移动信息平台可以实现患者病例共享，方便医护人员进行病例调取，了解其既往病史，以便于及时、准确地制定诊疗方案。

2）实现实时数据检测：应用"院前－院内"移动信息平台可以实现对患者生命体征及生理参数的实时监控，并通过移动4G/5G网络技术实现共享，为院内急诊准备抢救措施提供数据及时间支持，并对患者在急救途中的病情进行详细全程记录，为院内诊疗方案的正确选择提供基础，能够在很大程度上减少医疗事故和医患纠纷的发生隐患。

3）院前救护实时定位：通过全球定位系统可以对救护车辆实时跟踪和精准定位，可以了解救护车辆和医院之间的距离，便于院内急诊做好急救准备，同时还可以通过实时路况检测，指挥救护车辆避开拥挤路段，使得出警车辆能够在最短时间内到达目的医院，避免耽误抢救时机。

4）远程医疗服务：当需要紧急救援服务时，专业急救人员可以通过远程医疗设备指导现场急救，弥补了院前急救人员经验及技术的不足。

5）手机APP：比如寻找周边的AED，市民可以通过电子地图或微信小程序搜索"AED导航"，就可以一键找到离自己最近的AED。

（3）建立移动信息平台

将5G设备及网络技术应用到院前医疗急救体系中，从传统的医疗思维模式中解放出来，探索适合急救医疗体系发展的、有效的院前院内无缝衔接方式，是当今急救医学

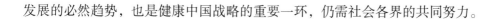

发展的必然趋势，也是健康中国战略的重要一环，仍需社会各界的共同努力。

三、急救系统相关政策介绍

美国急救立法开始于 20 世纪 70 年代，1973 年美国国会通过《急救医疗服务体系 EMSS 方案》，规定政府给予急救医疗人力、物力、财力的支持。急救中心、消防与公安部门之间联系密切，拨打"911"联动反应，提高急救质量。1981 年《公共预算协调法案》颁布，开创了美国急救医疗服务的新纪元。1959 年，加利福尼亚州颁布了第一部《好撒玛利亚人法》（俗称"好人法"）。1983 年，美国各州都建立了"好人法"，对不同种类的院前急救提供不同的法律豁免权。作为首个在公共场所配备 AED 的国家，美国心脏病协会自 1990 年起就开始提倡在公共场所推广安装 AED 设备。1996 年，美国正式发布"关于公众电除颤"的相关建议。2000 年国会与美国心脏病协会对 AED 联合立法，允许非专业人员使用 AED。此外，美国各州法律通常涵盖以下条款：AED 配置站点的注册，鼓励公众参与培训，并制定详细的急救培训和学员登记系统。美国各州立法对于 AED 的配制有着强制性且明确的规定，如纽约要求超过 500 人的健身俱乐部、游泳池、大学、人流密集的公共场所配备 AED；明尼苏达州明确要求 AED 安装在消防栓旁等。

紧急管理援助契约（EMAC）是一个由美国国会批准的互助契约，它定义了一个非联邦的、州与州之间的系统，在紧急情况或灾难期间跨州共享资源。EMAC 与各州、地区、地区和联邦组织（如联邦应急管理局和国民警卫队局）的独特关系使其能够调动各种资源来满足司法管辖区的需要，奠定了法律基础。在实际实施期间，根据双方的协议确定具体的资源部署，如果资源不能满足其需要，接受管辖区可以拒绝提供这些资源。

1986 年，法国政府以法律手段规定了 SAMU 调度中心的职责，要求 SAMU 中心 24 h 接听和分派并尽力为患者提供更好的医疗服务。法国法律对于施救者有很好的保护措施，并有强制性急救义务的规定。《法国刑法典》规定，任何人本能采取行动且对个人无危险但未采取措施者，罚款 50 万法郎并处以 5 年监禁。

近年来，我国一些地区已经出台专门的法律法规来保障公众急救相关权益。

2010 年 10 月，海南省人大常委会新修改的《海南省红十字会条例》，规定县级以上红十字会可以在机场、港口、车站等公共场所配备符合国际标准的自动体外除颤器等急救设备，是国内首个正式立法要求公共场所配置 AED 的法律条例。2013 年 12 月原国家卫计委颁布《院前医疗急救管理办法》，并于 2014 年 2 月起正式实施，这一规范指出院前医疗急救以急救中心（站）为主体，与急救网络医院组成院前医疗急救网络共同实施；整理了院前急救的呼叫号码，统一使用"120"作为本地院前医疗急救唯一特服呼叫号码；明确了医疗救护员的定义和工作范围，提出并制定了一系列的培训要求和考核标准，缓解了急救人才匮乏的问题；规定了卫生行政部门建立稳定的经费保障机制，保证院前医疗急救与当地社会、经济发展和医疗服务需求相适应，为急救事业的发展提供了稳定的经费保障，推进了急诊急救事业的发展。

2016 年，《上海市急救医疗服务条例》规定紧急现场救护行为受法律保护，对患者造成损害的，依法不承担法律责任；同时鼓励有条件的场所和单位配备 AED。

2020 年新出台的《民法典》第 184 条规定，因自愿实施紧急救助行为造成受助人损害的，救助人不承担民事责任。这些规定从法律层面上明确了公众急救制度，保障了救助人和受助人权益。

2020 年 11 月 1 日，《湖南省现场救护条例》正式实施，作为国内首个为现场救护单独立法的省份，该条例强调了现场救护教育的普及；规定了公共场所应配备必要的急救设备设施，推广 AED 建设；为救助人的现场救护行为提供了法律保障。

2020 年 11 月 9 日，杭州市推出了全国首个 AED 法规，不仅从推广宣传和人员培训方面作出相应的规定，更是详细列举了 AED 的配置场所要求以及定期检查维护等相关事宜。

2020 年国家卫健委联合国家发展改革委、教育部、工业和信息化部等 9 部门共同制定的《关于进一步完善院前医疗急救服务的指导意见》为进一步加强院前医疗急救体系标准化、规范化建设，提高院前医疗急救服务能力提供了重要的保障。

第三章
与《院前医疗急救管理办法》的对比

本章节将《关于进一步完善院前医疗急救服务的指导意见》与《院前医疗急救管理办法》进行对比，左列为《关于进一步完善院前医疗急救服务的指导意见》，右列为《院前医疗急救管理办法》与《关于进一步完善院前医疗急救服务的指导意见》对应的内容。左列下划线为新增内容，右列蓝色字部分为《关于进一步完善院前医疗急救服务的指导意见》调整的部分，以便让读者对两份文件有整体的认识，更加清楚本文件的进步和出台意义。

1. 前言、总体要求（表3-1）。

表3-1 前言、总体要求对比

《关于进一步完善院前医疗急救服务的指导意见》	《院前医疗急救管理办法》
前言；第一部分 总体要求	第一章 总则；第二章 机构设置；第三章 执业管理
前言 院前医疗急救是卫生健康事业的重要组成部分，在医疗急救、重大活动保障、突发公共事件紧急救援等方面发挥了重要作用。为更好地满足人民群众对院前医疗急救的需求，提高院前医疗急救服务能力，现提出如下意见。	**第一条** 为加强院前医疗急救管理，规范院前医疗急救行为，提高院前医疗急救服务水平，促进院前医疗急救事业发展，根据《执业医师法》《医疗机构管理条例》《护士条例》等法律法规，制定本办法。 **第二条** 本办法适用于从事院前医疗急救工作的医疗机构和人员。 本办法所称院前医疗急救，是指由急救中心（站）和承担院前医疗急救任务的网络医院（以下简称急救网络医院）按照统一指挥调度，在患者送达医疗机构救治前，在医疗机构外开展的以现场抢救、转运途中紧急救治以及监护为主的医疗活动。
（一）指导思想 以习近平新时代中国特色社会主义思想为指导，全面贯彻党的十九大和十九届二中、三中、四中全会精神，落实新形势下卫生与健康工作方针，以提高人民健康水平为核心，以满足人民群众需求为目标，大力推进院前医疗急救网络建设，逐步加强院前医疗急救人才队伍建设，有效提升院前医疗急救服务能力，加快建设与经济社会发展水平及人民健康需求相适应的院前医疗急救服务体系。	

（续）

《关于进一步完善院前医疗急救服务的指导意见》	《院前医疗急救管理办法》
（二）基本原则 政府主导、保障基本。落实各级政府责任，坚持属地管理，分级负责，进一步加大政府对院前医疗急救事业的投入，完善急救资源配置，满足实际工作需要，保障人民群众对院前医疗急救的基本需求，切实体现院前医疗急救事业的公益性，助力健康中国建设。 科学规划、持续发展。根据院前医疗急救服务需求，科学布局、统筹规划院前医疗急救体系建设，明确各级院前医疗急救机构功能定位，建立长效运行与协作机制，促进城乡院前医疗急救体系一体化发展和区域平衡，全面提升院前医疗急救机构的服务能力和技术水平。 以人为本、注重实效。始终将院前医疗急救专业人才队伍建设作为推动体系发展的关键环节，从人才培养、职业发展、薪酬待遇、人员转归等方面统筹谋划，切实加强专业人才队伍建设，提高院前医疗急救质量与效率，促进院前医疗急救事业健康可持续发展。 软硬结合、全面提升。加强院前医疗急救基础设施、车辆装备、配套设备等硬件建设，提升信息化水平，逐步实现院前医疗急救机构精细化管理，注重院前医疗急救学科、服务、管理等内涵建设，持续提升人民群众对医疗急救服务满意度。 **（三）主要目标** 到 2025 年，建成与我国社会经济发展水平相适应的政府主导、覆盖城乡、运行高效、服务优质的省、地市、县三级院前医疗急救服务体系，院前医疗急救人才队伍长足发展，服务保障能力全面提升，社会公众急救技能广泛普及，急救相关产业健康发展，全社会关心支持急救事业发展的氛围基本形成。 具体指标： ——地市级以上城市和有条件的县及县级市设置急救中心（站）。 ——合理布局院前医疗急救网络，城市地区服务半径不超过 5 km，农村地区服务半径 10～20 km。 ——以地级市为单位，按照每 3 万人口配置 1 辆救护车；以县域为单位，根据县域人口的 300% 估算人口基数，按照每 3 万人口 1 辆的标准配备救护车。根据院前医疗急救服务需求合理配置救护车类型，其中至少 40% 为负压救护车。平均急救呼叫满足率达到 95%。 ——全国"120"急救电话开通率达到 100%。"120"呼救电话 10 秒内接听比例达到 95%，3 分钟出车率达到 95%。院前急救病历书写率达到 100%。危急重症现场医疗监护或抢救措施实施率达到 98%。 ——地市级以上急救中心设立统一指挥调度信息化平台。与本级区域健康信息平台、二级以上综合医院信息系统实现数据共享。 ——独立设置的急救中心（站）急救医师数量满足服务需求。	**第四条** 国家卫生计生委负责规划和指导全国院前医疗急救体系建设，监督管理全国院前医疗急救工作。 县级以上地方卫生计生行政部门负责规划和实施本辖区院前医疗急救体系建设，监督管理本辖区院前医疗急救工作。 **第十一条** 县级以上地方卫生计生行政部门根据区域服务人口、服务半径、地理环境、交通状况等因素，合理配置救护车。 救护车应当符合救护车卫生行业标准，标志图案、标志灯具和警报器应当符合国家、行业标准和有关规定。 **第十三条** 全国院前医疗急救呼叫号码为"120"。 急救中心（站）设置"120"呼叫受理系统和指挥中心，其他单位和个人不得设置"120"呼叫号码或者其他任何形式的院前医疗急救呼叫电话。 **第二十一条** 急救中心（站）应当配备专人每天 24 小时受理"120"院前医疗急救呼叫。"120"院前医疗急救呼叫受理人员应当经设区的市级急救中心培训合格。

2. 加强院前医疗急救网络建设（表3-2）。

表3-2 加强院前医疗急救网络建设对比

《关于进一步完善院前医疗急救服务的指导意见》	《院前医疗急救管理办法》
（四）推进急救中心（站）建设。地市级以上城市和有条件的县及县级市设置急救中心（站），条件尚不完备的县及县级市依托区域内综合水平较高的医疗机构设置县级急救中心（站）。各地要按照《医疗机构基本标准（试行）》（卫医发〔1994〕30号）和《急救中心建设标准》（建标〔2016〕268号）的相关要求，加强对急救中心（站）建设的投入和指导，确保急救中心（站）建设符合标准。有条件的市级急救中心建设急救培训基地，配备必要的培训设施，以满足院前医疗急救专业人员及社会公众急救技能培训需求。	**第七条** 急救中心（站）由卫生计生行政部门按照《医疗机构管理条例》设置、审批和登记。 **第八条** 设区的市设立一个急救中心。因地域或者交通原因，设区的市院前医疗急救网络未覆盖的县（县级市），可以依托县级医院或者独立设置一个县级急救中心（站）。 设区的市级急救中心统一指挥调度县级急救中心（站）并提供业务指导。 **第九条** 急救中心（站）应当符合医疗机构基本标准。县级以上地方卫生计生行政部门根据院前医疗急救网络布局、医院专科情况等指定急救网络医院，并将急救网络医院名单向社会公告。急救网络医院按照其承担任务达到急救中心（站）基本要求。未经卫生计生行政部门批准，任何单位及其内设机构、个人不得使用急救中心（站）的名称开展院前医疗急救工作。 **第二十一条** 急救中心（站）应当配备专人每天24小时受理"120"院前医疗急救呼叫。"120"院前医疗急救呼叫受理人员应当经设区的市级急救中心培训合格。
（五）加强急救车辆等急救运载工具和装备配置。各地要根据业务工作需要、厉行节约原则，合理配置急救中心（站）救护车数量，偏远地区可根据实际情况增加配置数量。遵循合理、必须、均衡原则，完善不同用途和性能救护车配备。有条件的地区可根据需要购置或采取签订服务协议的方式配备水上、空中急救运载工具。车辆、担架等运载工具及装载的医疗、通讯设备符合国家、行业标准和有关规定，满足院前医疗急救服务需求，提高装备智能化、信息化水平。救护车等急救运载工具以及人员着装统一标识，统一标注急救中心（站）名称和院前医疗急救呼叫号码。	**第十一条** 县级以上地方卫生计生行政部门根据区域服务人口、服务半径、地理环境、交通状况等因素，合理配置救护车。 救护车应当符合救护车卫生行业标准，标志图案、标志灯具和警报器应当符合国家、行业标准和有关规定。 **第十二条** 急救中心（站）、急救网络医院救护车以及院前医疗急救人员的着装应当统一标识，统一标注急救中心（站）名称和院前医疗急救呼叫号码。 **第十四条** 急救中心（站）通讯系统应当具备系统集成、救护车定位追踪、呼叫号码和位置显示、计算机辅助指挥、移动数据传输、无线集群语音通讯等功能。
（六）规划院前医疗急救网络布局。各地要结合城乡功能布局、人口规模、服务需求，科学编制辖区院前医疗急救站点设置规划。城市地区不断完善以急救中心为主体，二级以上医院为支撑的城市院前医疗急救网络，有条件的大型城市可以在急救中心下设急救分中心或急救站，合理布局，满足群众院前医疗急救服务需求。农村地区	**第五条** 院前医疗急救以急救中心（站）为主体，与急救网络医院组成院前医疗急救网络共同实施。 **第六条** 县级以上地方卫生计生行政部门应当将院前医疗急救网络纳入当地医疗机构设置规划，按照就近、安全、迅速、有效的原则设立，统一规划、统一设置、统一管理。

（续）

《关于进一步完善院前医疗急救服务的指导意见》	《院前医疗急救管理办法》
建立县级急救中心—中心乡镇卫生院—乡镇卫生院三级急救网络，加强对乡村医师的培训，充分发挥乡村医师在院前医疗急救中的作用。地市级以上急救中心要加强对县级院前医疗急救网络的指导和调度。有条件的地区要积极开展航空医疗救护，在确保安全的前提下，探索完善航空医疗救护管理标准和服务规范，构建陆空立体急救网络和空地协同机制。	**第十条**　急救中心（站）负责院前医疗急救工作的指挥和调度，按照院前医疗急救需求配备通讯系统、救护车和医务人员，开展现场抢救和转运途中救治、监护。急救网络医院按照急救中心（站）指挥和调度开展院前医疗急救工作。

3. 加强院前医疗急救人才培养和队伍建设（表3-3）。

表3-3　加强院前医疗急救人才培养和队伍建设对比

《关于进一步完善院前医疗急救服务的指导意见》	《院前医疗急救管理办法》
（七）加强院前医疗急救专业人才培养。加强医教协同，加强急诊专业住院医师规范化培训力度，强化院前医疗急救能力培训。完善院前医疗急救医师继续医学教育制度，组织急救中心医师定期到二级以上医疗机构接受急诊、重症监护、麻醉等临床技能培训，并采取多种手段拓展院前医疗急救医师继续教育形式和内涵。	**第十五条**　县级以上地方卫生计生行政部门应当加强对院前医疗急救专业人员的培训，定期组织急救中心（站）和急救网络医院开展演练，推广新知识和先进技术，提高院前医疗急救和突发事件紧急医疗救援能力与水平。
（八）强化院前医疗急救队伍建设。各地应当根据急救网络规划，合理配置院前医疗急救专业人员和其他工作人员，创新院前医疗急救医师和护士招聘引进举措，确保满足服务要求。规范开展院前医疗急救专业人员岗前培训和在岗培训，加强调度员、驾驶员、担架员业务培训，完善考核管理。	**第十五条**　县级以上地方卫生计生行政部门应当加强对院前医疗急救专业人员的培训，定期组织急救中心（站）和急救网络医院开展演练，推广新知识和先进技术，提高院前医疗急救和突发事件紧急医疗救援能力与水平。

4. 提升院前医疗急救服务能力（表3-4）。

表3-4　提升院前医疗急救服务能力对比

《关于进一步完善院前医疗急救服务的指导意见》	《院前医疗急救管理办法》
（九）加强院前医疗急救信息化建设。建立健全全国院前医疗急救工作信息管理系统，加强急救相关信息管理，健全急救系统监测预警水平。提高院前医疗急救信息化水平，推动院前医疗急救网络与医院信息系统连接贯通，推动急救调度信息与电信、公安、交通、应急管理等部门及消防救援机构的信息共享与联动，探索并推广急救呼叫定位，探索居民健康档案与调度平台有效对接，提高指挥调度和信息分析处理能力。	**第五条**　院前医疗急救以急救中心（站）为主体，与急救网络医院组成院前医疗急救网络共同实施。

（续）

《关于进一步完善院前医疗急救服务的指导意见》	《院前医疗急救管理办法》
（十）**加强科学调度水平**。全国统一院前医疗急救呼叫号码为"120"。地市级以上急救中心建立院前医疗急救指挥调度信息化平台，遵循就近、就急、就专科的原则，实现急救呼叫统一受理、车辆人员统一调度。地域偏远或交通不便的县及县级市应当设置独立急救中心（站）或依托综合水平较高的医疗机构，建立指挥调度信息化平台，根据实际情况，实现市级统一受理，二级调度或县级统一受理、调度，提高调度效率。加强院前医疗急救接报调度能力建设，鼓励有条件的地区根据实际情况创新调度方式，科学合理调派急救资源。	**第十条**　急救中心（站）负责院前医疗急救工作的指挥和调度，按照院前医疗急救需求配备通讯系统、救护车和医务人员，开展现场抢救和转运途中救治、监护。急救网络医院按照急救中心（站）指挥和调度开展院前医疗急救工作。 **第十三条**　全国院前医疗急救呼叫号码为"120"。急救中心（站）设置"120"呼叫受理系统和指挥中心，其他单位和个人不得设置"120"呼叫号码或者其他任何形式的院前医疗急救呼叫电话。 **第二十二条**　急救中心（站）应当在接到"120"院前医疗急救呼叫后，根据院前医疗急救需要迅速派出或者从急救网络医院派出救护车和院前医疗急救专业人员。不得因指挥调度原因拒绝、推诿或者延误院前医疗急救服务。 **第二十三条**　急救中心（站）和急救网络医院应当按照就近、就急、满足专业需要、兼顾患者意愿的原则，将患者转运至医疗机构救治。
（十一）**提升院前医疗急救服务质量**。各地要进一步完善院前医疗急救工作相关规章制度，提高管理水平。加强院前医疗急救质量控制，完善院前医疗急救标准、流程和考核指标，不断提升院前医疗急救服务质量。急救中心要加强业务培训和管理，不断提高呼叫响应水平、全程转运速度和患者处置能力。	**第十八条**　急救中心（站）应当制定院前医疗急救工作规章制度及人员岗位职责，保证院前医疗急救工作的医疗质量、医疗安全、规范服务和迅速处置。 **第二十四条**　急救中心（站）和急救网络医院应当做好"120"院前医疗急救呼叫受理、指挥调度等记录及保管工作，并按照医疗机构病历管理相关规定，做好现场抢救、监护运送、途中救治和医院接收等记录及保管工作。
（十二）**完善院前院内急救衔接机制**。推动院前医疗急救网络与院内急诊有效衔接，落实医院首诊负责制，规范院前院内工作交接程序，整合相关科室，建立院前院内一体化绿色通道，提高救治效率。有条件的地区可建设院前医疗急救机构和胸痛中心、卒中中心、创伤中心、危重孕产妇救治中心、危重儿童和新生儿救治中心实时交互智能平台，推行急诊急救一体化建设。	
（十三）**提升公众急救技能**。各地要建立辖区公众急救培训管理体系，制定培训计划，统一培训内容，整合急救中心、红十字会、公立医院及社会化培训机构等多方力量，开展针对社会公众的心肺复苏等基本急救技能培训。探索将急救常识和基本急救技能培训内容纳入公安民警、消防救援人员、公共交通工作人员等重点人群在岗培训。积极开展中小学急救常识普及，推广高中生、大学生基本急救技能培训，有效提升全人群自救互救能力。	**第二十九条**　急救中心（站）和急救网络医院应当向公众提供急救知识和技能的科普宣传和培训，提高公众急救意识和能力。

5. 加强政策保障（表3-5）。

表3-5 加强政策保障对比

《关于进一步完善院前医疗急救服务的指导意见》	《院前医疗急救管理办法》
（十四）推进标准化建设。逐步完善院前医疗急救相关标准规范，统一院前医疗急救运载工具、装备标识和着装标准，规范急救运载工具、装备配置标准，制定院前医疗急救流程和技术规范，加强院前医疗急救服务质量控制，有效规范院前医疗急救行为。逐步建立统一的公众急救培训体系，提高自动体外除颤仪（AED）配置水平，完善公众急救支持性环境。	**第十八条** 急救中心（站）应当制定院前医疗急救工作规章制度及人员岗位职责，保证院前医疗急救工作的医疗质量、医疗安全、规范服务和迅速处置。
（十五）拓展人才发展平台。进一步完善卫生专业技术资格考试急诊医学（中级）专业考试大纲，兼顾院前医疗急救工作特点，职称晋升中侧重考查专业性、创新性和院前临床综合服务能力。鼓励各地推动急救中心（站）与医疗机构建立合作，探索建立院前急救医师转岗机制。	**第十九条** 从事院前医疗急救的专业人员包括医师、护士和医疗救护员。 医师和护士应当按照有关法律法规规定取得相应执业资格证书。 医疗救护员应当按照国家有关规定经培训考试合格取得国家职业资格证书；上岗前，应当经设区的市级急救中心培训考核合格。 在专业技术职务评审、考核、聘任等方面应当对上述人员给予倾斜。
（十六）完善价格体系。规范院前医疗急救收费项目，科学核算服务成本，与财政补助相衔接，合理制定和动态调整医疗服务价格，合理回收部分成本，保障院前医疗急救机构运行，引导公众合理急救需求。将符合条件的院前医疗服务收费项目纳入医保支付范围。	**第二十五条** 急救中心（站）和急救网络医院按照国家有关规定收取院前医疗急救服务费用，不得因费用问题拒绝或者延误院前医疗急救服务。
（十七）调动人员积极性。强化内部运行机制、人事管理制度改革，建立健全适应院前医疗急救行业特点的绩效评估指标体系，将考核结果与岗位聘用、职称晋升、绩效分配挂钩。充分考虑单位属性、行业特点、资金保障能力等因素，合理核定院前医疗急救机构绩效工资总量，在内部分配时重点向一线岗位、业务骨干倾斜。	**第三十四条** 急救中心（站）和急救网络医院应当对本机构从业人员的业务水平、工作成绩和职业道德等情况进行管理、培训和考核，并依法依规给予相应的表彰、奖励、处理等。
（十八）保障救护车辆权利。救护车在执行急救任务时，在确保安全的前提下，不受行驶路线、行驶方向、行驶速度和信号灯的限制。为救护车免费安装ETC车载装置，保障其不停车快捷通过高速公路收费站。	

6. 组织实施（表3-6）。

表3-6 组织实施对比

《关于进一步完善院前医疗急救服务的指导意见》	《院前医疗急救管理办法》
（十九）加强组织领导。各地要高度重视院前医疗急救工作，将院前医疗急救事业纳入本级卫生事业发展规划，切实加强组织领导，明确部门分工，强化政策协调衔接，统筹推进各项工作。各地要在2020年11月底前，制定完善院前医疗急救服务的具体实施方案，确保各项政策措施取得实效。	第三条 院前医疗急救是政府举办的公益性事业，鼓励、支持社会力量参与。卫生计生行政部门按照"统筹规划、整合资源、合理配置、提高效能"的原则，统一组织、管理、实施。 卫生计生行政部门应当建立稳定的经费保障机制，保证院前医疗急救与当地社会、经济发展和医疗服务需求相适应。 第四条 国家卫生计生委负责规划和指导全国院前医疗急救体系建设，监督管理全国院前医疗急救工作。 县级以上地方卫生计生行政部门负责规划和实施本辖区院前医疗急救体系建设，监督管理本辖区院前医疗急救工作。 第六条 县级以上地方卫生计生行政部门应当将院前医疗急救网络纳入当地医疗机构设置规划，按照就近、安全、迅速、有效的原则设立，统一规划、统一设置、统一管理。
（二十）强化部门协作。卫生健康行政部门要科学规划院前医疗急救网络布局，加强院前医疗急救人才培养，加强行业监管，确保院前医疗急救服务质量和安全。发展改革部门要积极改善院前医疗急救相关基础设施建设。教育部门要积极开展急救常识普及教育。电信管理部门、应急管理部门及消防救援机构要稳步推进与院前医疗急救调度系统的信息共享与联动，缩短响应时间。人力资源社会保障部门要会同卫生健康等部门保障急救中心（站）合理待遇。交通部门要制定完善保障急救车辆权利的相关政策。医疗保障部门负责统筹完善院前医疗急救服务价格和医保支付政策。	
（二十一）开展社会宣传。各地要利用多种媒体形式，广泛宣传普及急诊急救知识，提高公众自救互救意识和能力。引导公众形成正确急救需求观念，合理利用院前医疗急救资源。树立、宣传先进人物和典型事迹，展现院前医疗急救工作者积极健康、无私奉献的精神风貌，营造全社会关心支持院前医疗急救发展的良好氛围。	第二十条 医疗救护员可以从事的相关辅助医疗救护工作包括：（五）在现场指导群众自救、互救。 第二十九条 急救中心（站）和急救网络医院应当向公众提供急救知识和技能的科普宣传和培训，提高公众急救意识和能力。

（续）

《关于进一步完善院前医疗急救服务的指导意见》	《院前医疗急救管理办法》
（二十二）开展考核指导。各地区要加强对辖区内完善院前医疗急救服务实施情况监督检查，以问题为导向，综合评价辖区内院前医疗急救工作的进展和成效。国家卫生健康委要会同相关部门建立重点工作跟踪和定期监督制度，强化政策指导和督促检查，及时总结经验并定期通报工作进展。	第四条　国家卫生计生委负责规划和指导全国院前医疗急救体系建设，监督管理全国院前医疗急救工作。 县级以上地方卫生计生行政部门负责规划和实施本辖区院前医疗急救体系建设，监督管理本辖区院前医疗急救工作。 第十七条　急救中心（站）和急救网络医院开展院前医疗急救工作应当遵守医疗卫生管理法律、法规、规章和技术操作规范、诊疗指南。 第二十七条　急救中心（站）和急救网络医院不得将救护车用于非院前医疗急救服务。 除急救中心（站）和急救网络医院外，任何单位和个人不得使用救护车开展院前医疗急救工作。 第三十条　县级以上地方卫生计生行政部门应当加强对院前医疗急救工作的监督与管理。 第三十一条　县级以上地方卫生计生行政部门应当加强急救中心（站）和急救网络医院的设置管理工作，对其执业活动进行检查指导。 第三十二条　县级以上地方卫生计生行政部门发现本辖区任何单位及其内设机构、个人未经批准使用急救中心（站）的名称或救护车开展院前医疗急救工作的，应当依法依规严肃处理，并向同级公安机关通报情况。 第三十三条　上级卫生计生行政部门应当加强对下级卫生计生行政部门的监督检查，发现下级卫生计生行政部门未履行职责的，应当责令其纠正或者直接予以纠正。 第三十五条　任何单位或者个人未经卫生计生行政部门批准擅自开展院前医疗急救服务的，由县级以上地方卫生计生行政部门按照《医疗机构管理条例》等有关规定予以处理。 第三十六条　急救中心（站）和急救网络医院使用非卫生专业技术人员从事院前医疗急救服务的，由县级以上地方卫生计生行政部门按照《执业医师法》、《医疗机构管理条例》和《护士条例》等有关法律法规的规定予以处理。 第三十七条　医疗机构有下列情形之一的，由县级以上地方卫生计生行政部门责令改正、通报批评、给予警告；对直接负责的主管人员和其他直接责任人员，根据情节轻重，依法给予警告、记过、降低岗位等级、撤职、开除等处分： （一）未经批准擅自使用"120"院前医疗急救呼叫号码或者其他带有院前医疗急救呼叫性质号码的； （二）未经批准擅自使用救护车开展院前医疗急救服务的； （三）急救中心（站）因指挥调度或者费用等因素拒绝、推诿或者延误院前医疗急救服务的； （四）违反本办法其他规定的。

7. 突发事件应急储备（表3-7）。

表3-7 突发事件应急储备对比

《关于进一步完善院前医疗急救服务的指导意见》	《院前医疗急救管理办法》
无	第二章 机构设置；第三章 执业管理 **第十六条** 县级以上地方卫生计生行政部门应当按照有关规定，根据行政区域内人口数量、地域范围、经济条件等因素，加强急救中心（站）的应急储备工作。 **第二十六条** 急救中心（站）应当按照有关规定做好突发事件紧急医疗救援的现场救援和信息报告工作。 **第二十八条** 急救中心（站）应当按照相关规定作好应急储备物资管理等相关工作。

第四章
"总体要求" 解析

一、指导思想

☞ 原文

以习近平新时代中国特色社会主义思想为指导，全面贯彻党的十九大和十九届二中、三中、四中全会精神，落实新形势下卫生与健康工作方针，以提高人民健康水平为核心，以满足人民群众需求为目标，大力推进院前医疗急救网络建设，逐步加强院前医疗急救人才队伍建设，有效提升院前医疗急救服务能力，加快建设与经济社会发展水平及人民健康需求相适应的院前医疗急救服务体系。

☞ 解析

2017 年 10 月 18 日，党的十九大报告指出：中国特色社会主义进入新时代；我国的社会主要矛盾已经转化为人民日益增长的美好生活需要和不平衡不充分的发展之间的矛盾；必须坚持以人民为中心的发展思想；实施健康中国战略等。2019 年 10 月 28—31 日，十九届四中全会着重通过了坚持和完善中国特色社会主义制度、推进国家治理体系和治理能力现代化的若干重大问题的决定，《决定》第八条指出：必须健全幼有所育、学有所教、劳有所得、病有所医、老有所养、住有所居、弱有所扶等方面国家基本公共服务制度体系，尽力而为，量力而行，注重加强普惠性、基础性、兜底性民生建设，保障群众基本生活；坚持关注生命全周期、健康全过程，完善国民健康政策，让广大人民群众享有公平可及、系统连续的健康服务；深化医药卫生体制改革，健全基本医疗卫生制度，提高公共卫生服务、医疗服务、医疗保障、药品供应保障水平。

健康是促进人的全面发展的必然要求，是经济社会发展的基础条件。实现国民健康长寿，是国家富强、民族振兴的重要标志，也是全国各族人民的共同愿望。2016 年 8 月，全国卫生与健康大会召开，提出我国新时期卫生与健康工作方针为：以基层为重点，以改革创新为动力，预防为主，中西医并重，将健康融入所有政策，人民共建共享。随后，2016 年 10 月，《"健康中国 2030"规划纲要》发布，确定"共建共享 全民健康"为战略主题，以健康优先、改革创新、科学发展、公平公正为原则，以普及健康生活、优化健康服务、完善健康保障、建设健康环境、发展健康产业 5 个方面为重点，提出全面建成体系完整、分工明确、功能互补、密切协作、运行高效的整合型医疗卫生服务体系，是推进健康中国建设的宏伟蓝图和行动纲领。2019 年 7 月，《健康中国行动（2019—2030 年）》发布，指出了"健康知识普及行动、合理膳食行动、全民健身行动、控烟行动、心理健康促进行动、健康环境促进行动、妇幼保健促进行动、中小学健康促进行动、职业健康保护行动、老年健康促进行动、心脑血管疾病防治行动、癌症防治行动、慢性呼吸系统疾病防治行动、糖尿病防治行动、传染病及地方病防控行动"等 15 项行动，明确了行动目标，个人和家庭、社会和政府的具体行动措施，为"健康中国"的实现指出了路径图。同时，也显示出以疾病为中心向以健康为中心的理念转变，以卫生健康部门为主向社会整体联动的转变。

2017 年 12 月，习近平总书记在中央政治局第二次集体学习时指出，要运用大数据促进保障和改善民生，要推进"互联网 + 教育""互联网 + 医疗""互联网 + 文化"等，让百姓少跑腿、数据多跑路，不断提升公共服务均等化、普惠化、便捷化水平。2018 年 4 月 12 日，李克强总理主持召开国务院常务会议，审议并原则通过了《关于促进"互联网 + 医疗健康"发展的意见》。为提升院前医疗急救信息化水平做好了铺垫。

与此同时，国家卫健委在 2017 年出台《进一步改善医疗服务行动计划（2018—2020 年）》（国卫医发〔2017〕73 号）；2018 年出台《关于进一步做好分级诊疗制度建设有关重点工作的通知》（国卫医发〔2018〕28 号）；2018 年开展县医院能力提升工作，要求继续提升专科服务能力，加强急诊科建设，与院前急救体系有效衔接，提升对急危患者抢救与转运能力；2018 年开展航空医疗救护试点工作，2019 年开展"互联网 + 院前医疗急救"试点工作，2020 年开展院前医疗急救呼救定位试点工作；在新冠肺炎疫情进入常态化防控阶段，为深入贯彻落实党中央、国务院决策部署，做好应对新发突发传染病医疗服务保障，确保院前医疗急救转运安全高效，医疗机构接收迅速顺利，有效提升院前医疗急救服务能力，国家卫健委于 2020 年 7 月发布了《关于新冠肺炎疫情防控常态化下进一步提高院前医疗急救应对能力的通知》，对院前急救建设工作提出新的要求。中央也加大财政投入，开展院前医疗急救服务能力提升项目。以上工作的开展，为《关于进一步完善院前医疗急救服务的指导意见》的出台打下了坚实的基础。

由于历史、文化、国情的差异和经济实力的差距，我国院前医疗急救工作与发达国家的差距是显而易见的，突出表现在院前医疗急救的可及性和公平性、相关法制建设、观念和认知程度、急救行为的标准化、教育与培训、资源配置、急救能力、规范化操作、第一目击者参与意识的觉醒和社会大急救氛围的营造等方面，中国的院前医疗急救要达到当前的发达国家水平，建设与经济社会发展水平及人民健康需求相适应的院前医疗急救服务体系，仍需我们不断探索、努力完善。

二、基本原则

☞ 原文

政府主导、保障基本。落实各级政府责任，坚持属地管理，分级负责，进一步加大政府对院前医疗急救事业的投入，完善急救资源配置，满足实际工作需要，保障人民群众对院前医疗急救的基本需求，切实体现院前医疗急救事业的公益性，助力健康中国建设。

科学规划、持续发展。根据院前医疗急救服务需求，科学布局、统筹规划院前医疗急救体系建设，明确各级院前医疗急救机构功能定位，建立长效运行与协作机制，促进城乡院前医疗急救体系一体化发展和区域平衡，全面提升院前医疗急救机构的服务能力和技术水平。

以人为本、注重实效。始终将院前医疗急救专业人才队伍建设作为推动体系发展的关键环节，从人才培养、职业发展、薪酬待遇、人员转归等方面统筹谋划，切实加强专业人才队伍建设，提高院前医疗急救质量与效率，促进院前医疗急救事业健康可持续发展。

软硬结合、全面提升。加强院前医疗急救基础设施、车辆装备、配套设备等硬件建设，提升信息化水平，逐步实现院前医疗急救机构精细化管理，注重院前医疗急救学科、服务、管理等内涵建设，持续提升人民群众对医疗急救服务满意度。

☞ 解析

"公益性"是院前医疗急救事业的基本特点，表明其公共产品的属性，由国家或地方各级政府提供，由人民无偿享受。国家及省、市、县、乡镇等各级政府要分级负责、落实责任，加大对院前医疗急救事业的投入，完善急救资源配置。

由于历史和地域原因，我国城乡之间、各地区之间存在发展不均衡的问题，满足人民群众对美好生活的需要，不断推进医疗卫生资源的均衡分布，缩小城乡之间、地区之间在医疗服务上的差距，推进医疗卫生服务均等化，是国家治理体系和治理能力现代化建设的必然要求。

人力资源是第一资源，是院前医疗急救事业健康可持续发展的保证。当下，由于职业环境差、待遇不高、专业发展空间狭窄、缺乏退出机制、人才结构不合理等因素，导致我国院前医疗急救专业人才严重不足、缺口巨大，应该从学历教育、岗前培训、在职培训、职业发展等职业生涯发展全流程统筹谋划，从薪酬待遇、人员转归等方面做好保障，以此来加强院前医疗急救专业人才队伍的质量和稳定性，满足院前医疗急救事业的发展。

科技的发展为院前医疗急救工作插上了腾飞的翅膀。表现在：急救中心（站）基础设施建设，水上、陆上、空中急救运载工具，担架，甚至着装等属于院前医疗急救的硬件部分；呼救、居民健康档案与调度平台的对接，院前、院内的衔接，学科发展等属于院前医疗急救的软件部分。硬件和软件部分要相互结合，加强精细化管理，提高院前医疗急救的信息化、智能化发展。

基于此，院前医疗急救服务的基本原则为 4 大点 32 个字：政府主导、保障基本，科学规划、持续发展，以人为本、注重实效，软硬结合、全面提升。

三、主要目标

☞ 原文

到 2025 年，建成与我国经济社会发展水平相适应的政府主导、覆盖城乡、运行高效、服务优质的省、地市、县三级院前医疗急救服务体系，院前医疗急救人才队伍长足发展，服务保障能力全面提升，社会公众急救技能广泛普及，急救相关产业健康发展，全社会关心支持急救事业发展的氛围基本形成。

具体指标：

地市级以上城市和有条件的县及县级市设置急救中心（站）。

合理布局院前医疗急救网络，城市地区服务半径不超过 5 km，农村地区服务半径 10 ~ 20 km。

以地级市为单位，按照每 3 万人口配置 1 辆救护车；以县域为单位，根据县域人口的 300% 估算人口基数，按照每 3 万人口 1 辆的标准配备救护车。根据院前医疗急救服务需求合理配置救护车类型，其中至少 40% 为负压救护车。平均急救呼叫满足率达到 95%。

全国"120"急救电话开通率达到 100%。"120"呼救电话 10 秒内接听比例达到 95%，3 min 出车率达到 95%。院前急救病历书写率达到 100%。危急重症现场医疗监护或抢救措施实施率达到 98%。

地市级以上急救中心设立统一指挥调度信息化平台。与本级区域健康信息平台、二级以上综合医院信息系统实现数据共享。

独立设置的急救中心（站）急救医师数量满足服务需求。

☞ 解析

完整的急救医疗服务体系（emergency medical service system，EMSS）应包含院前急救、院内急诊和急诊重症监护（EICU）三部分，三部分有机衔接是急危重症患者救治的重要保障。几十年来，急诊医学模式经历了从"分诊通道"到"早期救治"，再到院前急救、院内急诊和重症监护三位一体、多学科协作的"一站式医疗服务体系"的发展。急诊医学体系建设水平，很大程度上反映出一个国家、一个地区的综合医疗服务水平和管理水平。

1. 急诊医学取得了巨大发展成就，同时也面临诸多现实问题亟待解决

目前，我国社会主要矛盾已经转化为人民日益增长的美好生活需要和不平衡不充分的发展之间的矛盾，而急诊医学体系发展同样面临不平衡不充分问题，基层急诊医学体系尤为突出。我国各地急诊急救模式各有不同，却普遍存在院前和院内信息共享不足、衔接不畅；急救资源配置不合理、缺乏统一指挥调度；多学科协同效率不高、急诊医疗服务水平和医疗质量参差不齐等共性问题。

2. 卫生行政主管部门和各级学会组织积极推动行业标准和规范的制定

2005 年，由中国医院协会急救中心（站）管理分会组织编写的《院前急救诊疗常规和技术操作规范》，已成为行业的技术规范。2007 年 12 月 27 日，颁布了我国首部院前医疗急救的行业标准——中华人民共和国卫生部行业标准《救护车》(WS/T 292-2008)，并于 2008 年 4 月 1 日正式实施。2010 年，原卫生部开展全国院前急救资源调查研究，在全国 3000 多家县以上行政区域范围内，对全国急救中心的资源现状进行全面、客观、系统准确的普查，为制定出台各类政策提供了依据。

3. 公众的急救普及

针对公众的急救知识普及也是院前医疗急救工作的一个重点，部分急救中心成立了专门的培训部门，开设了公众急救知识普及培训课程，如心肺复苏术、外伤急救、自动体外除颤仪的使用等。同时，国家和地方也正积极推动公众急救的立法，加强 AED 的配置等，促进公众急救普及。

4. 院前医疗急救医学的专业学历教育

目前国内基本没有医学院校开设院前医疗急救医学专业的学历教育。但已经有一部分有识之士意识到：我国在院前医疗急救的系统教育方面存在缺陷，现在正在联合国内外医学院校积极促成开设院前医疗急救的本科教育甚至研究生教育。

5. 院前医疗急救的"破题"

院前医疗急救在解决了有没有、快不快的问题之后，现在要完善的是能及时、充分、规范、标准、完美地解决各种复杂院前医疗急救问题。受多种因素的影响，各地院前医疗急救的内涵建设水平参差不齐。与发达国家相比，我们在理论体系建设、标准化、制度化、教育、培训、科研以及公众普及等方面还存在着很多的困难和相当的差

距，我国的院前医疗急救还有很长的路要走。

在国家战略思路的引导下，我国的院前医疗急救应该以科学规划为主题，以加快行业专业水平发展为主线，为公众提供更快、更好的院前医疗急救服务。坚持行业规范和标准建设的主攻方向，参照"健康中国2030"规划，尽快完善立法、应急预案、快速反应、信息通信、人才队伍建设、物质储备等机制，满足社会日益增加的院前医疗急救服务需求。

（1）积极推动和协助有关部门出台相关法律法规，加快院前医疗急救行业标准化建设。建议推动《院前医疗急救管理办法》《院前急救专业技术职称系列》《突发公共卫生事件应急条例》《急救中心（站）管理条例》《全民医疗救援知识普及与实践管理办法》《急救中心（站）评审标准》的颁布和实施，加快推动行业标准及操作规范的制定和实施。走内涵发展之路，积极推动院前医疗急救学术建设，提高行业学术水平。创办高水平的学术交流平台，鼓励和推动从业者发表论文和论著，积极开展科研活动，并与医学院校、科研机构或者企业合作建立基础或临床实验室。定期召开国际性、全国性学术会议，鼓励和推动国际交流合作，加强与国外知名高校、教育机构或科研机构在教育、培训及科研等方面开展合作。

（2）积极推动院前医疗急救人才队伍建设，提高从业者专业化水平。①要推动院前医疗急救专业人才的高等教育，与医学院校联合培养院前医疗急救专业的本科生、研究生。②要鼓励和推动院前医疗急救继续医学教育，并利用网络开展远程继续医学教育项目。③推动院前医疗急救专业人才梯队建设及储备。可参考国外发达国家的成功经验，结合医改新思路，以应对人力成本攀升，针对院前医疗急救对象的医疗需求特点，进一步细化服务，探索建立符合我们国家实际状况的、以"急救士"为主体的、以急救医师和护士为骨干的，结构合理的多层次的院前医疗急救综合队伍。

（3）推动院前医疗急救网络信息化建设，并建立全国急救中心联网的数字化网络信息系统，规范调度系统数据库标准，统一调度模式，倡导"急救从呼救电话开始"的理念，合理调度急救资源，优化行动方案，并在全国不同的区域建立数据备份中心，以应对大灾。探索适合中国国情的航空医疗救援体系，使其尽快成为院前医疗急救的一支新力量，尤其在城市化高度发展的今天，这一点显得尤为突出和重要，其能更充分体现对生命的敬畏。

（4）大力推广"第一目击者"培训计划。积极推动公众急救知识和技能的普及，提高全民自救、互救能力。加大公众普及培训力度，统一宣传材料、统一培训内容、统一培训课程及教材、统一培训认证机制。积极推动在公众场所配置AED，以法律为保障，强制对公众服务人员和高危工作从业者进行急救技能培训，可在海南试点经验的基础上在全国推广。提高志愿者的参与性，组建由志愿者组成的院前医疗急救辅助队伍，参加节假日公众场合的医疗巡逻、大型活动或应急医疗保障等。

（5）积极推动院前医疗急救区域良性互动发展，逐步缩小区域发展差距。①积极开展"支援西部地区"院前基础建设，加快西部地区院前医疗急救的发展。结合西部地区的经济社会、人文风俗、自然环境等，为其提供有针对性的培训，或者进行人才的交叉培养。②积极推动县级急救中心（站）的建设，指导乡镇建设急救站。县级及乡镇急救中心（站）的建立要结合当地的现状，避免建设不足或重复建设。③加大对贫困地区院前医疗急救建设的扶持力度，给予物资设备捐助或者短期的人才支持。

（6）积极探索和实践"建立全国性或区域性的灾难医疗救援快速自动反应机制和储备机制"。探索建立覆盖全中国范围的灾害紧急医疗救援网络，实行应急反应的网格化管理，以灾区或事件为中心，形成快速反应的同心圆和自动反应圈，建立分层支援体系，真正形成 1 小时反应圈、2 小时反应圈等若干小时的急救资源体系。

（7）进一步加快院前医疗急救标识系统建设，统一院前医疗急救中心的标志、制服、车辆涂装等，规范院前医疗急救的公众形象，便于公众识别。积极推动院前医疗急救文化建设，提高行业公信力。加强新闻宣传工作和人才队伍的建设，提高危机发生时的媒体应对能力。因地制宜，结合当地情况建立特色文化，提高从业者的成就感、使命感、忠诚度，推动院前医疗急救行业文化建设。通过举办各种行业活动和公益活动，打造中国院前医疗急救的品牌和形象。定期举办行业技能比赛，如"院前急救技能大赛""救护车驾驶员大赛"等。定期举办行业评比，如"年度人物评比""救命之星选拔""模范社区"等。定期举办公益宣传活动，如"急救日宣传""社区急救宣传"等。

（8）重视历史保护和传承，挖掘院前医疗急救的历史底蕴。重视院前医疗急救历史的保护和传承，对有价值的资料进行收集与整理，如照片，表格资料，文件的修复、保存，对装备设备的收集，建设"院前医疗急救博物馆"等。

中国院前医疗急救的未来应该是一个全民参与的"社会化急救"，应该是一个法制健全、标准化的"规范化急救"，应该是一个信息通畅、网络覆盖全面、自动响应的"信息化急救"，应该是一个反应迅速、机动性强、人员梯队合理、资源储备充足的"准军事化急救"。

6. 文件总体特点

院前医疗急救服务体系建设是个系统工程，该文件围绕院前医疗急救人才队伍、服务保障能力、社会公众急救技能、急救相关产业、社会氛围等方面提出具体的指标，充分体现了院前医疗急救服务不仅仅是卫生健康部门的工作，还需要社会环境的支持。并以 2025 年为时间节点，也就是国家"十四五"规划的时间跨度（2021—2025 年），具有以下特点。

（1）缩小院前医疗急救服务半径。城市地区服务半径不超过 5 km，农村地区服务半径 10 ~ 20 km。研究显示，中国东部地区平均急救反应时间为 15.855 min，美国纽约急救反应时间为 6.75 min，英国伦敦急救反应时间为 8 min。通过缩小服务半径来缩短急救反应时间，可进一步拉近与欧美国家之间的差距。

（2）救护车配置数量和类型的标准提升。2016 年发布的《急救中心建设标准》的标准为"每 5 万～10 万人配备 1 辆"，但对救护车类型没有要求。在《关于进一步完善院前医疗急救服务的指导意见》中其目标为"每 3 万人配备 1 辆"，且以县域为单位按照人口的 300% 估算人口基数，至少 40% 为负压救护车，平均急救呼叫满足率达到 95%，这大大提高了救护车配置数量和标准。

（3）指标量化。《关于进一步完善院前医疗急救服务的指导意见》中要求全国"120"急救电话开通率达到 100%，"120"呼救电话 10 秒内接听比例达到 95%，3 min 出车率达到 95%，院前急救病历书写率达到 100%，危急重症现场医疗监护或抢救措施实施率达到 98%。而《院前医疗急救管理办法》对相关指标没有量化，仅仅以"迅速派出""做好相关记录及保管工作"描述。

（4）更加重视信息化建设。《关于进一步完善院前医疗急救服务的指导意见》中要求地市级以上急救中心设立统一指挥调度信息化平台，与本级区域健康信息平台、二级以上综合医院信息系统实现数据共享，以及后文介绍的建立健全全国院前医疗急救工作信息管理系统，加强急救相关信息管理，健全急救系统监测预警水平。提高院前医疗急救信息化水平，推动院前医疗急救网络与医院信息系统连接贯通，推动急救调度信息与电信、公安、交通、应急管理等部门及消防救援机构的信息共享与联动，探索并推广急救呼叫定位，探索居民健康档案与调度平台有效对接，提高指挥调度和信息分析处理能力。

参考文献

1. 刘志军，王敏. 医疗卫生体系公益性与商业性的处理难题及其破解. 云南社会科学，2019，1：76－81.
2. 陈志，张文中. 我国院前急救人才队伍建设探析. 中国卫生人才，2020，3：18－21.

第五章
"加强院前医疗急救网络建设" 解析

一、推进急救中心（站）建设

☞ **原文**

地市级以上城市和有条件的县及县级市设置急救中心（站），条件尚不完备的县及县级市依托区域内综合水平较高的医疗机构设置县级急救中心（站）。各地要按照《医疗机构基本标准（试行）》（卫医发〔1994〕30号）和《急救中心建设标准》（建标〔2016〕268号）的相关要求，加强对急救中心（站）建设的投入和指导，确保急救中心（站）建设符合标准。有条件的市级急救中心建设急救培训基地，配备必要的培训设施，以满足院前医疗急救专业人员及社会公众急救技能培训需求。

☞ **解析**

1. 强化了各地急救中心（站）的设置要求

我国院前急救服务始于20世纪50年代，经过半个多世纪的发展，已经具备一定的基础，但是服务能力较发达国家还存在一定差距。随着国家经济建设的发展及改革开放程度的不断深入，国内突发公共事件的发生呈上升趋势、人民群众不断增长的日常医疗需求给院前医疗急救提出了更高的标准和要求，故整个医疗服务体系建设中院前急救能力不足的弱项越发凸显，且相对院内临床水平发展滞后，限制了危急重症救治水平的进一步提升。建立符合我国国情和百姓健康需要的，具备一定的科学性、先进性、实用性的院前医疗急救体系已刻不容缓。同时，由于我国各地社会、经济发展水平不均衡，在行政区划的基础上，急救中心设置上还存在许多不同运行模式，需要在设置时兼顾各地经济发展水平的差异，突出因地制宜的特点。故指导意见进一步明确了各地政府部门应加强急救中心（站）的建设，同时提出了灵活建设的思路，既可以独立建制，亦可以依托其他医疗机构建设，目的在于补齐目前国内急救事业在顶层设计上存在的短板，尤其是县级及县级以下急救中心（站）在机构设置缺失上的突出问题。提出了实现急救中心（站）在我国县级以上行政区划实现全覆盖的基本要求。通过其建设，能有效扩大急救机构和资源的数量，争取相应的财政支持，机构带动项目推进，必将大大提升各地院前急救软硬件实力。在建设过程中如何定位急救中心的功能模式、是否要进行独立建制，与其辖区内其他医疗机构的关系、主要服务人口及服务目标等均是需要通过前期规划明确的问题。

2. 突出了规划和标准的实际意义，加强了急救中心（站）的建设力度

近年来，各地院前急救事业发展仍存在一定的瓶颈，其中业务用房等基础设施建设水平与地区发展水平不相匹配仍是一个较突出的问题，部分地区急救中心（站）无独立的办公及业务场地或借用其他医疗机构的房屋，急救站点用房相对不固定等多方面不足制约了正常的急救工作开展。目前我国急救中心（站）主要依据《急救中心建设标准》（建标〔2016〕268号）第三章和《医疗机构基本标准（试行）》（卫医发〔1994〕30号）中第八部分的相关内容建设，在用地用房面积、功能设置、规划布局、建筑标准上均提出了具体的要求，在结合当地的实际情况进行规划的基础上，按照标准新建、扩建、改建急救中心，既避免各地急救中心建设上出现较大的差异，同时使其更符合实际工作需要。同时在《意见》中，明确提出了要加强对急救中心（站）的建设投入及指导，为各地急救中心（站）建设提供了有力的政策依据及支撑，将其发展纳入当地公共卫生事业建设已成为主流，故通过《意见》的落地实施，必将大大提升我国院前急救基础设施水平，更好地为院前医疗急救服务提供有力的保障。在具体的规划建设过程中，需要考虑房屋面积与车辆的配比、各急救分站建设、培训中心建设等相关问题。

3. 延伸了急救培训的服务范畴，明确了培训基地建设的概念

针对目前国内急救培训的现状，无论是公众培训还是专业培训均有很大的上升空间，此次指导意见明确提出在有条件的急救中心（站）建设急救培训基地的概念，使急救培训工作的开展有了很好的载体，同时使院前急救与急救培训有机地结合，以培训基地的建设为抓手，能大力促进本地区院前急救事业的发展及水平的提高，在基地建设同时，配备必要的培训设施设备，不仅能加强急救中心（站）的自身建设，还能较大提升急救中心（站）培训装备水平。在完善硬件装备的基础上，将急救培训进行专业和公众的细化，区分不同的受众人群，有针对性地设置培训课程并提出不同的培训要求，能使急救培训在专业发展的道路上取得更大的进步。在做好自身能力建设的同时，延伸了急救培训的服务范畴，将显著提升公众急救意识和能力，将进一步带动我国社会急救知识的普及和发展，对推行"社会大急救"打下了坚实的基础。急救培训的发展要与院前急

救技术人员岗位培训、乡村医师培训等有机结合，同时在培训中心建设过程中还需要考虑培训设备配置种类及数量、培训资质及师资队伍建设、公众培训计划要与公共场所AED投放计划结合推进等事项。

二、加强急救车辆等急救运载工具和装备配置

☞ 原文

各地要根据业务工作需要、厉行节约原则，合理配置急救中心（站）救护车数量，偏远地区可根据实际情况增加配置数量。遵循合理、必须、均衡原则，完善不同用途和性能救护车配备。有条件的地区可根据需要购置或采取签订服务协议的方式配备水上、空中急救运载工具。车辆、担架等运载工具及装载的医疗、通讯设备符合国家、行业标准和有关规定，满足院前医疗急救服务需求，提高装备智能化、信息化水平。救护车等急救运载工具以及人员着装统一标识，统一标注急救中心（站）名称和院前医疗急救呼叫号码。

☞ 解析

1. 横向到面、纵向到点，补齐目前救护车数量仍严重不足的短板

在《意见》出台之前，我国多数地区按照每5万～10万人配置一辆救护车，使各地救护车数量仅仅能基本维持院前急救的运转，同时因为数量不足或无法及时更新，许多偏远地区，尤其是基层急救机构的救护车常达到或超过报废年限仍在使用，大大影响了院前急救工作的安全性及急救效率。而此次《意见》的出台，提出每3万人配置一辆，根据县域人口按300%估算的标准，在院前急救硬件建设中有关救护车配置这一重要的方面，是具有开创性意义的，不仅为救护车配置提出了具体的要求及参考指标（必将大大增加我国救护车数量），而且针对偏远地区，还可结合当地实际来进一步提升。既兼顾全面，又突出重点，既考虑当下救护车数量的现状，又具备一定的前瞻性，故将迎来院前急救发展重大利好的机遇。测算救护车配置数量时，要充分考虑目前人口现状，以现有可使用的救护车数量为基础，结合该地区日常急救及突发公共事件医疗处置的实际工作量进行合理测算，同时按年度、分阶段补充缺口，既满足需求，又避免浪费。同时必要时建立救护车定期更新报废长效机制，以保障院前急救事业可持续发展。

2. 进一步指明了院前急救装备向专业化、精细化发展的方向

随着急救中心（站）的服务范畴的扩大，院前急救工作不再定义为简单的现场救护

及转运，丰富了保障、救援、应急相关的内涵，院前急救车辆装备的专业化、精细化程度水平不断提高，救护车行业发展已从原来的单一、普通向多用途及智能等方面逐步转变。《意见》提出了在补齐救护车数量不足短板的同时，更加契合实际考虑细化救护车配置的类型，按用途及性能来配置车辆，使更好的硬件装备服务实际工作的需求，必要时急救中心（站）应综合考虑急救车辆配置种类，增加重症监护、新生儿转运等多种类型及用途的救护车，同时还要突出应急救援医疗特点，配备通讯指挥、物资保障等卫生应急车辆，使该地区的急救装备水平向多用途、实用性、体系化发展，同时依托急救中心（站）及辖区其他医疗机构的专业技术人员，组建区域化救援力量，提高本地区在各种复杂环境、多种应急任务下的卫生处置能力。制定配置计划前，要进行充分前期论证，车辆配备与人员队伍相对应，避免配置后闲置，造成浪费的现象。

3. 采取多种途径，加大了立体急救的探索力度和步伐

目前国内水上和航空救援发展还处于初级阶段，作为立体急救的重要组成部分，其装备水平建设相对陆地急救更加迫切，但其基础装备的投入更大。如何更好地加快建设，充分满足发展需要，已是各地政府部门及急救中心（站）面临的一个难点，《意见》提出了购置与购买服务等多种方式来提升装备能力的思路，具有很好的借鉴意义，充分考虑了各地目前在水上、航空救援发展水平的差异性，又兼顾各地社会发展、经济水平及财力支撑程度，做到因地制宜，同时向民间资本释放了可参与此类救援工作的信号，能合理利用现有的各种资源，共同促进院前医疗急救事业的发展，向健康、合理、合作方向前进。在开展合作时，要研究解决理顺政府与企业的职能及权益、估算投入与产出、确立投资规模及方式、相应的监督机制等一系列问题。

4. 以标准化建设为基石，在急救装备中植入"信息化"

随着中国"5G"发展时代的逐步来临，各种制造业均迎来了迭代变革的新时机，"信息化"的思维模式已在不断强化，急救装备也必将随着时代潮流，出现重大转变。《意见》正是结合目前急救装备发展水平还停留在传统模式的形势下，按现有标准及规定为前提，以客观发展的眼光，提出了智能化发展目标，契合国家关于胸痛、卒中、创伤等中心建设方向，突出重点，提出在车辆、医疗、通讯等主要装备上开展"信息化"新的尝试，在适应新形势下院前急救发展要求的基础上，又提出了更高层次的需求，可以大胆推测，我国院前急救装备领域，在不久的将来，将出现更多性能优异、智能性强、操作性佳的产品，将院前急救过程中"人、车、物"三个重要环节通过信息网络有机结合，极大优化急救流程，提升急救效率，更好地为群众提供更高效便捷的急救医疗服务。装备信息化建设要避免"闭门造车"，需与指挥调度系统建设相融合，同时做好院前院内信息化衔接。

5. 院前医疗急救车辆、服装、号码"三统一"，将有效提升急救行业的社会辨识度和影响力

截至目前，我国院前急救车辆标识及着装还未像"110""119"等应急部门进行全国统一标准，此问题导致急救行业的社会辨识度低，也减弱了行业关注度及影响力，一直是制约我国院前医疗急救事业发展的又一突出问题。目前部分省份已完成全省的车辆标识及着装统一，但缺乏行业普遍性及代表性。而某些地区车辆及着装则乱象丛生，严重干扰了院前急救工作正常的开展。为此，《意见》明确了要加强标识和着装的管理，为全国统一做好铺垫，又充分结合实际，进一步扩大院前医疗急救社会影响的力度。同时再次强化院前医疗急救医疗号码的统一管理，也对治理目前急救行业存在鱼目混珠的乱象，提高社会民众对"黑救护车"鉴别能力起到了一定的作用，对规范院前医疗急救的医疗行为、加强车辆装备的标准化建设起到了很好的促进作用。在实施过程中，卫生行政部门要牵头制定相应的规范，将急救中心（站）和其他医疗机构整体考虑、综合治理，同时要结合媒体加强宣传，建立相关的社会查询平台，做好信息公开，避免出现"急救中心（站）小统一、医疗行业大乱象"的问题。

三、规划院前医疗急救网络布局

☞ 原文

各地要结合城乡功能布局、人口规模、服务需求，科学编制辖区院前医疗急救站点设置规划。城市地区不断完善以急救中心（站）为主体、二级以上医院为支撑的城市院前医疗急救网络，有条件的大型城市可以在急救中心（站）下设急救分中心或急救站，合理布局，满足群众院前医疗急救服务需求。农村地区建立县级急救中心（站）—中心乡镇卫生院—乡镇卫生院三级急救网络，加强对乡村医师的培训，充分发挥乡村医师在院前医疗急救中的作用。地市级以上急救中心（站）要加强对县级院前医疗急救网络的指导和调度。有条件的地区要积极开展航空医疗救护，在确保安全的前提下，探索完善航空医疗救护管理标准和服务规范，构建陆空立体急救网络和空地协同机制。

☞ 解析

1. 科学合理设置和建设急救站点是提升急救服务能力的基础

急救站点为院前医疗急救工作开展的基本单位，其数量和运行效率直接影响了急救反应时间等基本指标，为了更好提升急救能力，站点建设是一个重要的关键点，脱离急

救站建设的院前医疗急救终将是"空中楼阁"。急救站点的设置必须兼顾城乡两级、结合当地实际，重点测算地区服务人口数量及密度、参考既往实际呼救量数据，并进行客观的数据分析。急救站点建设是一个连续、变化、长期的过程，在具体实施中还要依托不断发展的城市水平而改变，依托城市的中长期规划合理布局。在开展急救站点建设的同时，可配套提升车辆装备，扩充人员队伍，使急救站数量不断增加、建设更加规范、设置更为科学、运行更加高效，达到《意见》中"城市地区服务半径不超过 5 km，农村地区服务半径 10~20 km"的目标，大大缩短救护车到达患者身边的时间，进一步降低院前急危重症患者的致残率及致死率，提升城市院前急救综合服务水平，为城市建设发展提供强有力的保障。急救站建设要以政府为主导，将其纳入城市综合建设规划，要积极协调国土、住建等相关职能部门，形成合力。同时尝试探索与医疗机构、消防部门规划融合，合建共用，最大程度地做到资源整合及合理利用，避免出现重复规划建设的问题。

2. 以急救中心（站）为主体，结合辖区内现有医疗资源，分层级完善急救网络建设

《意见》指出急救中心（站）作为城市地区急救的主体，强化了其在急救体系建设中的核心地位，一个城市的院前医疗急救事业的发展，须以急救中心（站）来牵头规划布局急救网络，按照相关要求，达到人员、车辆、流程、记录等多方面的统一，同时通过急救中心（站）的信息系统建设，不断强化数据整合及网络管理，才能使整个城市急救体系高效运转。《意见》并未将区域内其他医疗资源从急救体系中割裂开来，而是明确提出了二级以上医院是急救体系的另一重要力量及支撑，此项创新大大提高急救资源的整合利用与共享，也为多途径探索急救事业发展，多模式融合急救工作开展提出了新的思路。同时综合考虑各地急救能力不均衡的现状，提出在有条件的地区建设分中心或分站，为下一步分层次建设急救网络打下了基础。良好的网络运行，能有效利用辖区内一切急救资源，切实解决目前各自为战的局面，使急救体系运行进入一个良性循环，并逐步解决目前各地资源有限，反应时间过长或欲派无车等突出问题，最大程度满足百姓日益增长的急救服务需求。但如何明确急救网络中急救中心（站）与二级以上医院的职能，如何划分急救网络层级，更好地行使院前医疗急救指挥调度权限并做好医疗质量管理，是在其网络建设中面临的一个突出问题。

3. 立足农村基层，大力推进院前医疗急救同质化、均等化建设

农村院前医疗急救工作一直是我国医疗急救事业发展的薄弱环节，近年来，各地政府一直在加大投入力度，但仅仅是在硬件设施等单一方面上的建设，未形成相关的系统性建设，对其能力提升未形成合力和规模。此次在《意见》中，针对农村院前医疗急

救，明确且创新地提出建立上级急救网络，主要以县级急救中心（站）为依托，中心卫生院为支点，乡镇卫生院为基础来设立，涵盖了基层医疗机构各个环节，通过院前医疗急救网络统一串联，主要依托和整合现有资源，立足实际，目标明确，层次清晰，势必带来农村院前医疗急救事业的大发展，切实将急救立足于基层，立足于公立，在最偏远的地方最大限度突出其公共卫生定位。乡村医师身处农村医疗的第一线，承担着医疗、预防等一系列工作职能，但培训学习机会较少，尤其是在院前医疗急救方面的专项培训还需进一步加强。《意见》提出了加强乡村医师的专项培训，同时配备必要的急救设备，如 AED、复苏球囊等布置到乡镇，必将发挥其乡镇急救"排头兵"的作用。此前，国内已有部分地区出现过急救成功的典型案例。可以通过较小的投入在农村地区发挥较大的效应，使我国农村院前医疗急救水平再上一个新台阶。在具体实施过程中，还应当注意如何建立合理的鼓励机制来调动乡村医师的积极性，同时需要配套相关的建设项目来共同推动农村院前医疗急救建设。

4. 分层急救调度是未来我国院前医疗急救的发展方向

随着我国城市化进程不断推进，城市发展规模不断扩大，人口数量逐年增加，对急救工作也提出了新的要求和挑战，如何规划好急救网络层次，已是院前医疗急救体系建设中的焦点问题，结合我国目前的发展水平，《意见》明确提出了急救网络中地市级、县级的不同范畴，结合目前国家行政区划的管理层级的概念，同时提出了上级要对下级进行指导和调度，强化了网络建设的层级和统一，为整合资源、分级调度提供了很好的依据，通过急救网络的分级建设，能有效实现急救指挥权的高效集中，避免各自为战、推诿扯皮的发展乱象，很好地解决了同一行政区划中不同区域急救水平发展不平衡的问题，同时在重大突发事件的处置过程中，能最大程度地调度辖区内可用的一切急救资源，避免多头指挥的问题，进一步提升了卫生应急处置的效率，更好地保护广大百姓的生命健康安全。在建设的过程中还要注意卫生行政部门的领导作用，明确各级调度职能，同时要建立相关的分级调度指导的业务规范等问题。

5. 航空医疗救护是立体救援体系建设的切入点，需要对其实行更加规范的管理和建设

我国航空医疗救援行业起步较晚，目前仍处于发展的初级阶段，与国外的先进水平还有很大的差距，航空医疗救援又是"水、陆、空"立体救援体系建设的重要一环，在目前大力发展地面救援的基础上，航空医疗救援的建设是整个立体救援能力再发展、再提升的切入点。目前，国内许多试点地区（如十堰、青岛等）正积极在建设模式、服务标准规范、合作机制等方面进行一系列探索，并取得了一定的实效，如何扩大其在整个院前医疗急救事业发展中的作用，是需要深刻思考和研究的方向。为此，《意见》中多次强调了航空医疗救援的必要性，提出了一些建设的思路，尤其在起步阶段强调了规范和标准的建设以及与陆地救援协同作用，为后续发展指明了方向，同时表明国家对这一领域的重视程度，释放了在今后的急救体系建设中，将进一步提高认识和提速发展的信号。在前期建设过程中，各地还是需要立足实际，在进一步完善相关标准及服务要点方面下功夫，同时要注意保障安全这一重要前提，稳步推进航空医疗救援工作的开展。在建设的过程中，还需要进一步研究解决理顺政府与同行公司的关系、如何强化急救中心（站）在航空救援中的关键地位和作用、培养专业化航空医疗人才等方面的问题。

第六章
"加强院前医疗急救人才培养和队伍建设"解析

一、加强院前医疗急救专业人才培养

☞ 原文

加强医教协同，加强急诊专业住院医师规范化培训力度，强化院前医疗急救能力培训。完善院前医疗急救医师继续医学教育制度，组织急救中心医师定期到二级以上医疗机构接受急诊、重症监护、麻醉等临床技能培训，并采取多种手段拓展院前医疗急救医师继续教育形式和内涵。

☞ 解析

1. 加强医教协同

《"健康中国 2030"规划纲要》中明确指出，要进一步加强医学健康人才培养、培训，加强医教协同，建立完善医学人才培养供需平衡机制。可见医教协同模式对于加强急诊专业住院医师培养培训方面至关重要。早在 2017 年 7 月份，国务院办公厅发布的《关于深化医教协同进一步推进医学教育改革与发展的意见》中，提出医教协同推进医学教育与发展，加强医学人才培养，是提高医疗服务水平的基础工程，是深化医药卫生体制改革的重要任务，是推进健康中国建设的重要保障。因此，加强医教协同培养专业相关人才，不仅要达到强化院前医疗急救能力的目标，更要实现国家对健康中国建设的期望和要求。在针对急诊专业住院医师规范化培训实施医教协同培养时，培养单位要强化教学职能，加快身份转化，夯实教育管理各个细节，充分发挥临床教学理论结合实践的医疗优势；要结合专科特色，搭建教育基地平台，坚持急诊学科建设和科研教学紧密结合，促进急诊住院医师在医疗技术水平、科研创新思维和服务能力上得到全面显著的提升；要提升教学水平，保障教学设施设备，不断加强教师教学能力和水平的培训，切实提高教学质量和效果，保证其教育素质和文化素养。此外，还要加大基础投入，保障急诊住院医师规范化培训中心硬件设备，提升急诊技能教学质量。

加强院前医疗急救专业人才的培养，要以医教协同为主要培养模式，加强急诊专业住院医师规范化培训力度，进一步强化院前医疗急救能力。院前医疗急救能力是急诊科住院医师必须熟练掌握和必须具备的基本技能。强化急诊专业院前医疗急救能力要从急救知识、急救技能和急救素养等方面进行培训。

（1）急救知识是基础。要求掌握急救相关理论知识，熟练掌握各种急性病的诊断方法和常规处理方式，在常用药物的剂量和用法方面需要熟悉操作流程。例如，急性心肌梗死、抽搐、脑出血、小儿高热惊厥、急性中毒等院前医疗急救常见病症，需要熟悉这些病症的相关知识，培养单位应开设急救知识相关的课程与学术讲座，促进急救知识的学习和更新，还需要进行定期的考核，对理论知识掌握情况进行评价和反馈。

（2）急救技能是重点。必须坚持进行急救专业技能培训和急救演习，保证急诊住院医师熟练掌握急救仪器和设备的操作方法，在实际急救过程中，避免出现操作错误而延误患者急救时机。要求熟悉和掌握救护车上所有设备的放置位置和操作方法，各种药物的使用剂量和放置位置。着重培训常见院前医疗急救技能，如心肺复苏、气管插管、止血包扎、骨折固定、搬运等技能。相关急救技能培训后，需要进行急救演习，提高急诊住院医师院外急救的熟练度和应对能力，通过不断的院前急救演习，找出院前医疗急救中常见的问题和漏洞，并对其进行纠正和反馈，不断巩固和提高院前医疗急救技能。

（3）提升院前医疗急救能力，不可忽视对急救素养的培训和强化。院前医疗急救时，只有具备较强的急救素养，才能够有效地对患者进行抢救。其关键在于：首先要具有强烈的职业道德、责任感以及同情心，要重视对急救患者的抢救时间，要具备较强的心理素质和急救意识，还要具备团队协作的精神，要以全心全意为人民服务为宗旨，与院前所有的急救人员同心协力，相互配合，要在最短的时间内，尽最大的努力，对患者进行抢救，要具有较好的沟通能力和"爱伤"情怀，院前抢救的过程中，需要注意患者的病情和心理变化，及时关注患者的心理变化，给予患者心理安慰，加强患者对医护人员的信任，积极配合急救人员的救治。还需要与患者家属及时沟通，合理解释患者病情和施救措施，减少医疗纠纷的发生。通过进一步强化院前医疗急救能力培训，切实提高急诊相关人才应具备的扎实急救理论知识、过硬的实际操作技能和良好的急救素养，从而为院前医疗急救提供较高的急救保障，提高院前医疗急救的成功率。

总之，医教协同需要立足基本国情，借鉴先进经验，遵循医学教育规律，以"服务需求，提高质量"为主线，强化标准，加强建设，做到医教之间相互渗透，早临床、多临床、反复临床，全面提高临床急诊医学人才培养质量，为医药卫生事业发展和人民健康水平提高提供坚实的人才保障。

2. 采取多种手段拓展院前医疗急救医师继续教育形式和内涵

医学教育作为推动医学技术水平提升的持续动力，做好此方面的教育管理工作，意义重大。针对继续医学教育而言，其作为整个医学教育的重要构成，是在医学院校学历教育、基础教育结束后而继续开展的一种医学教育模式。同时还是一种具有连续性、终身性特点的医学教育制度，学习内容往往是各种新知识、新技术、新方法及新理念等，开展继续医学教育的主要目的就是帮助广大医疗卫生技术人员，在较短的时间内，以较快的速度了解、认知医学科学的最新动态，持续提升与更新工作能力与业务水平，培养更加优质的医疗人才。

院前医疗急救医师是具备跨学科、跨专业知识的急救人才，服务对象是各种急、危、重症患者，涉及内、外、妇、儿等各学科，同时除一般急诊工作外，还承担医疗保障、成批伤病员的救治等工作。院前危重伤病员，特别是濒临死亡伤病员的救治工作和各种危重病的进一步监测和救治均涉及各专科、各系统的知识，因此，要求院前医疗急救医师应有全面而扎实的基础知识和救治技术及能力。同时精湛的医疗技术是保证抢救效果的重要因素，对各种急症的诊断和治疗必须熟悉，操作要敏捷而正确，善于抓住主要矛盾，采取有力的救治措施，以挽救患者的生命。而继续医学教育在打牢医学知识基础、拓宽知识面、深化知识结构、提高急救技能和提高技术队伍的综合素质等方面具有特殊的作用，继续教育是对专业技术人员和管理人员进行的以更新补充、拓展知识、增强创新能力、提高专业技术和管理水平为目的的教育，无论是高级、中级或初级人员，都应该接受继续教育。因此，在院前医疗急救医师的培养中就更突显出其重要性和特殊性。

要保证高质量的继续医学教育内容。打牢医学基础知识，拓宽知识面，根据共性和个性情况，加强医学基础知识强化学习，拓宽继续医学教育的知识面，以全面、整体的认识和思维方法对待急、危、重症患者的救治，提高整体救治水平。强化急救技术训练，确保院前医疗急救医师对于急救技术正确熟练地掌握，如止血、包扎、固定、气管插管、气管切开、心肺脑复苏、静脉切开、深静脉穿刺置管、机械呼吸管理等。及时和精湛的技术是抢救成功的决定性因素，也是继续教育内容中突出的重点。进行院前医疗急救医师继续医学教育不可忽视急救素质培养，主要注重思想素质和专业素质两个方面。在思想素质方面应培养院前医疗急救医师救死扶伤、全心全意为伤病员服务和敢于吃苦，无私奉献的精神；在专业素质方面不仅应基础知识牢固、全面，技术精良，而且要求能在复杂病情中善于抓住主要矛盾，当机立断，行动迅速，并具有指挥和协调能力。

建立健全急救医师的继续教育和分级培训制度，制定专业人员技术规范。强化业务技能培训，对院前医疗急救医师开展创伤，心、脑血管病等专病种的急救规范化培训，分清基本掌握、熟练掌握和重点掌握内容，从逐步完善到具体执行落实，参照国内外有关急救医师培训内容，制定急救中心培训大纲，制定专业技术人员的培训计划和技术档案，鼓励并支持各级各类专业人员参加国家乃至国际专业领域的学术活动，确保每年各级专业人员取得符合国家要求的继续教育学分。

完善院前医疗急救医师继续医学教育制度，在形式上采取多种手段拓展院前医疗急救医师继续教育形式和内涵。自学与指导相结合，这是拓宽个人知识面的主要方法。院前医疗急救医师要积极主动参加继续医学教育和培训，学习的重点是工作中自己知识面薄弱的专业和相关知识，通过打牢基础，以全面、整体的思维方法，不断提高自己迅速判断、诊断和鉴别诊断的能力。知识和能力的重要来源之一是实践，院前医疗急救医师继续医学教育的开展要避免形式上的单一化，应更多开展以实践为主的继续教育，在实践中不断总结提高，抓好技术示范，鼓励多动手、多实践，指导各有专长的医师做好"传帮带"；充分利用教学查房，一次能解决一个技术问题，大家共同提高；抓好典型病例的抢救总结，从诊断、抢救措施、实施时间以及用药进行全面总结，找出成功的经验、失败的教训和不足之处，使同类疾病抢救水平进一步提高。此外，在开展院前医疗急救医师继续医学教育时，鼓励探索多形式创新型继续教育模式，建议将"互联网＋健康医疗""新媒体平台""虚拟现实"等前沿科技进行融合和创新，以激发教学兴趣、提高教育质量、仿真教育场景、促进教学效果，弥补院前医疗急救医师继续医学教育中形式陈旧、内容疏浅、对教育对象吸引力不足的问题。

同时完善院前医疗急救医师继续医学教育制度，需要以提高全员素质及业务能力为目标，明确把继续教育工作纳入中心各级各类人员考核和专业技术档案，并与职称晋升挂钩。院前医疗急救医师继续医学教育的开展，要在制度上给予支持，尤其应该向基层单位有所倾斜，鼓励基层医疗单位以充分的继续医学教育作为提高自身院前急救水平和急救能力的有效途径和学习平台。尤其是县级以上地方卫生行政部门，应当加强对院前医疗急救专业人员的培训，定期组织急救中心（站）和急救网络医院开展演练，推广新知识和先进技术，提高院前医疗急救和突发事件紧急医疗救援能力与水平。完善院前医疗急救医师继续医学教育制度，应秉持加强急救人才队伍建设的理念，完善基层医疗单位院前医疗急救能力和急救体系。伴随着新医改的逐步推行，国家深化对城乡医疗机构的改革，努力缩短城乡医疗机构的差距，同时努力解决居民看病难、看病贵问题，为实现上述目标，我国大力推行对口帮扶基层医院政策，如对口支援、红会送医计划等，从城市大型医院中抽调相关人员对基层医院进行有效的指导，基层医疗单位可以从中提高自身实力，推动基层医疗单位院前医疗急救体系的建设和快速发展。同时，基层单位应转变思维，不仅仅是接受上级医疗单位的单方向援助和指导，更需要主动向上级医疗单位进行学习。基层医疗单位应组织急救中心（站）医师定期到二级以上医疗机构接受急诊、重症监护、麻醉等临床技能培训，并采取多种手段拓展院前医疗急救医师继续教育的形式和内涵。有计划地选派安心于急诊工作、临床基础技能较好的人员到本专业发展较快、较先进的地方进修、短训及参加专题学习班，不断接受新理论、新技术、新方法，以提高自身院前医疗急救能力和水平，满足基层人民群众健康需求。促进建设与我国社会经济发展水平相适应的政府主导、覆盖城乡、运行高效、服务优质的与经济社会发展水平及人民健康需求相适应的省、地市、县三级院前医疗急救服务体系。

3. 强化师资队伍建设，推动继续医学教育水平的提升

综合医院要想从根本上提升急救人员的操作技能与技术水平，消除医患纠纷或矛盾，持久保持生命力、竞争力，需要在日常工作中，注重继续医学教育，此为最直接、最有效的途径。鼓励那些业务骨干、青年医师等，到一些知名单位或院校去进修，除了要对那些先进、优质的理论知识进行学习之外，还应掌握实用、高效的知识传授方法。同时组建师资库，遴选导师入库，进行统一管理。对导师的要求：要具有副高及以上专业技术职称；长期从事临床工作，具有较高的理论水平和丰富的临床经验；热衷教学工作，具有较强的创新意识和前瞻思想，掌握一定的现代教育教学技术手段，适应院前医疗急救医师的培训教育需求，引入现代培训的新理念、新方法、新模式。在此基础上开展项目化建设，塑造高品质师资，打造优秀师资队伍。针对师资个人讲课风格、擅长领域，有针对性地对师资进行项目化个性打造，侧重安排与个性相匹配的讲课内容或接受相关培训。

4. 丰富继续医学教育内容

继续医学教育实为一个处于持续变化中的动态概念，在制定其内容时，应以医院实际为基本立足点，紧密贴合学科前沿。培养与医院实际需要相适应的创新人才。此外，还需要将综合医院服务能力的提升作为基础核心，无论是在医疗技术上，还是在服务质量上，均需要积极寻求创新点、突破点。针对高级职称人员，在对其开展继续医学教育时需多围绕新理念、新方法、新技术来开展，将学科前沿内容作为关注重点；而针对中级职称人员，需要将知识更新作为侧重点，提升科研创新能力，强化临床决策能力；针对初级职称人员来讲，在制定或设计继续医学教育内容时，需要围绕此阶段人员知识薄弱环节或技能不足之处，强化此方面的培训与学习。

5. 善于运用各种先进的信息技术，提升继续医学教育质量

将现代信息技术融入到教育培训领域当中，已经成为当前的必然趋势，这除了与现

代教育发展的未来走向相符合之外，还能够不断丰富教育培训形式，强化教育培训质量。在整个现代信息技术架构当中，充斥着大量的网络教育资源。这些资源相对于传统教育培训手段或方式，不受时间、空间方面的限制，而且还有着比较突出的即时性、自主性、个性化及交互性等优势，因而可以较好地克服、缓解医务人员所存在的"工学矛盾"。另外，医院需要结合自身实际，强化信息化建设，注重网络教育，强化网络培训资料的积累工作。

二、加强院前医疗急救队伍建设

☞ 原文

各地应当根据急救网络规划，合理配置院前医疗急救专业人员和其他工作人员，创新院前医疗急救医师和护士招聘引进举措，确保满足服务要求。规范开展院前医疗急救专业人员岗前培训和在岗培训，加强调度员、驾驶员、担架员业务培训，完善考核管理等。

☞ 解析

1. 合理配置急救人员，不断发展院前医疗急救人员职业

在英国、美国等欧美国家，院前医疗急救服务的提供者以急救员为主，现场急救多由具有急救员资格的消防队员实施，院内急诊医师提供在线指导，急救员按照医师的在线指导实施现场医疗救治和使用药物治疗，急救人员按照调度人员的指挥将患者转送到合适的医院，即强调迅速将患者带往医院。

以美国医疗救护员为例，医疗救护员可来自各行各业和各种专业教育背景，一般要求高中学历即可，在完成国家和州规定的标准培训课程、通过考核获得执业资格认证与执业许可后就可以成为医疗救护员，从事院前医疗急救工作。政府管理部门、大学、医院、消防部门或一些私人培训机构，提供医疗救护员标准课程教育与培训。美国的医疗救护员主要分为初级急救医疗救护员（EMT-B）、中级急救医疗救护员（EMT-I）和高级急救医疗救护员（EMT-P）等等级，各州分级各有不同。急救员职业的发展，使从事院前医疗急救工作的人员不再局限于医学院学生，扩展了急救人员的来源渠道。

日本的急救医疗设两部分，一为"医院、诊疗所的诊疗"；二为"消防的急救搬运"。消防队员承担着搬运急救患者的任务，急救医疗抢救工作则是在医院或诊所内进行的。院前医疗急救一直是日本急救体制中最薄弱的环节，由于重症患者逐渐增加，为增强院前医疗急救能力，日本于1991年颁布了《救急救命士法》，要求取得救急救命士

资格必须通过救急救命士的国家考试，并提出申请获得批准。救急救命士可实施的处置主要是在重症患者被转运至医院期间内，为防止症状显著恶化或避免发生生命危险而采取的确保呼吸畅通等处置。

中国香港、中国台湾地区执行紧急救护任务的部门均为消防单位，不同点在于中国香港设有专职救护员，而在中国台湾极少数县市有专职救护队，主要是消防人员担任院前急救工作。为提高中国台湾院前急救中心肺功能停止患者的救活率及存活出院率，近年来中国台湾发展迅速，成立专业救护队，加强救援人员中高级救护技术的培训，救护技术员在急救工作中的医疗能力已接近中国香港急救员水平。

所以注重专业技术人才梯队建设是队伍建设的关键，一方面制定完善的培训方案，有计划、有步骤地开展继续教育培训，提高内部专业技术人员的整体业务水平；另一方面积极引进人才，不拘一格地面向社会广纳良才，如国内有大量的尚未考取执业医师资格的医学专业毕业生，因不能独立行医，他们或成为助理医师，或已流失到医药企业，应该把这些掌握医学常识的毕业生吸收进院前医疗急救队伍。作为有经验的执业助理医师能够在关键时刻协助急救医师或直接对病情危急的患者进行急救。通过人才的积极引进与培养，为急救中心（站）可持续发展注入新的活力。

2. 加强财政投入，提高院前医疗急救人员待遇

在现有国家法律法规及相关政策框架下，适当提高急救人员，尤其是急救医务人员待遇。建立岗位风险特殊补助。鉴于院前急救工作具有职业风险大、工作环境艰苦、劳动强度大、事业发展空间受限的特殊性，在全面开展的绩效工资改革中应提高急救人员，尤其是急救医务人员收入标准和定额。急救人员收入应等同或略高于同级公共卫生机构的同类人员收入水平。同时，可考虑设立院前急救人员岗位风险特殊津贴，通过在社会层面上为院前急救人员建立专门奖励基金制度等措施，吸引人才，稳定队伍。据考察，大多数的发达国家及地区，院前急救从业人员的收入水平均处于社会较高水平。以中国香港为例，其院前急救人员享受公务员待遇，且在职期间享受公有住房分配的福利待遇。

3. 加强人力资源建设

注重人力资源的建设，关注急救人员的工作及发展，包括：推进院前急救科目建设，制定单独的院前急救职称晋升制度，放宽院前急救人员职称晋升条件。稳定院前急救医师队伍，让急救医师把更多的精力投入到院前急救工作当中，服务于患者。拓展院前急救医师来源的途径。设立医师在院前急救岗位轮训制度。在专科医师晋升中级、副高级职称前规定需在急救岗位培训半年。这样一来使专科医师能丰富急救知识，提高急救能力，更好地应对临床突发事件；二来解决了急救医师岗位紧缺的困难，全国已有不

少城市出台了急救岗位轮训制度。探索院前急救行业员工退出机制。建立综合医院与院前急救人员之间的互调机制。它由上级卫生和行政部门协调，在综合医院和院前急救服务之间建立了人事调整机制。让年轻医师有院前急救的经验；让因身体受伤或罹患疾病而无法进行院前急救工作的高级医师去医院工作，以更好地利用他们的专业能力为患者提供服务。充分利用有限的资源，探索实施医疗救护系统建设。

4. 完善急救医疗服务法律规范和服务标准

卫生行政部门应完善院前急救法律规范和服务标准，为急救人员创造良好的执业环境。制定院前急救服务派车、出车、接诊、转诊服务标准流程和服务规范，包括：制定医疗机构急诊能力分级、分类标准，制定选择转送医院的确切标准，将"就急、就近、就能力，尊重患者意愿"的原则细化，为急救医师选择转送医院确立明确的依据。规范院前院内交接的流程与内容，明确责任医师、交接资料内容和格式，以及交接程序。建立院前院内急救信息共享平台，使院前院内信息通畅，调度能及时联系到转送医院，使急救医师的工作提高效率、降低风险，避免出现二次转送延误患者病情。制定急救医疗服务考核机制，考核医院信息通报及时性、首诊负责履行情况，避免医疗机构故意推诿，拒收患者。

由于院前医疗急救的社会性，院前急救法律法规的完善不仅仅涉及医疗卫生部门，还涉及民政、公安、交通等多个部门，需要各行政部门的配合与协助，目前国内关于急救服务的立法，多出于对医疗急救服务的规范化而做出的规定，但对其他行政部门以及患者和家属的责任义务方面没有规定，因此政府应制定更为全面的急救相关法律，来规范各方行为，使急救医师能安全、安心工作。

5. 加强调度员、驾驶员、担架员业务培训，完善考核管理

（1）调度员。调度人员是求救者发送信息的最先接收者，他要及时、准确地对急救信息和求救者的病情进行判断，对于病情紧急的求救者给予相关的远程医疗自救指导，并告知等待救护车到来。同时用最快的速度给急救车驾驶员和急救医务人员发送求救信息，并对他们的院前急救工作进行一定的指导，包括：为出诊的急救医务人员提供患者的重要信息，或患者有特殊需要的医疗设备及药品；准确地为急救车驾驶员发送求救患者的详细地址和能快速到达的最近的行车路线；及时了解现场的急救情况及途中的救护情况，并协调好院前急救和院内急救的合理衔接，如遇到重大特殊的突发事故要及时向上级部门汇报情况并执行其指挥命令。以上都是院前急救中的重要环节，它的执行程度和效果直接影响院前急救的质量。因此，作为一个优秀的调度员，需要了解各类急重病的特点，熟悉本地区医院的分布、类型及熟悉本地区的道路交通环境，具备同情心、协调能力，更应该具备良好的应变能力。另外，可采取多种培训形式，强化调度员对心梗、脑卒中的识别能力，缩短患者救治时间，不断提高业务能力与水平。

（2）救护车驾驶员。急救车属于特种车辆，要求驾驶员具备熟练的驾驶技术，良好的反应能力，同时还需要具备一些基本的救护知识和技能，在必要的时候能配合急救医务人员，更好地完成院前医疗急救工作。但急救车驾驶员的本职工作必须保障驾驶和车辆安全，驾驶疏忽或者车辆故障都可能给院前医疗急救带来不可预测的后果，直接关系到院前医疗急救的效果及全车人员的安全。

（3）担架员。在我国一些老式小区，没有电梯，一旦出现危重患者就需要扶、背、搬等运送手段。因此必须对担架员进行搬运患者注意事项和担架使用方法的培训，比如脊椎骨折患者，重度休克患者等。只有让担架员具备更多的安全意识，才能更好地防止事故的发生。

6. 实施院前急救医师职称晋升、待遇倾斜政策

首先在卫生专业职称考试科目中设立院前急救专业；其次，在中、高级职称评审工作中，对从事院前急救工作的医师给予可提前参加考试的待遇，并在专业考核和技能方面以院前急救为重点来考核。

提高院前急救专业人员的待遇，首先要提高院前急救专业技术人员在卫生专业人员群体中待遇层次，制定公正合理的收入区间范围。同时，可让远郊区院前急救专业技术人员享受提前转正定级政策。

7. 畅通院前急救医师职业发展路径，减少后顾之忧

院前急救工作耗费体能大，对医师处理突发情况的应急反应能力要求高，年龄较大的院前急救医师工作起来确实有些力不从心。因此可由卫生行政部门建立院前急救医师转岗制度，为院前急救医师流出提供政策依据，解决年龄增大给院前急救医师带来的困扰。建立院前急救医师男性45周岁、女性40周岁以上向社区卫生服务中心流动的机制，将这些医师安排到社区卫生机构工作，不仅能够解决社区卫生机构人员匮乏的难题，同时使这些拥有丰富院前急救经验的医师能继续职业生涯，更可成为社区急救现场的第一反应者，大大增强社区的急救能力。此举措也可将急救网络通过人员流动走向社区，例如北京市某地区准备实施社区医师承担院前急救工作的试点，但社区医师的工作重点在于疾病预防和健康宣教等内容，对于社区医师承担急救医疗的职责，由流向社区卫生服务中心的院前急救专业人员承担效果更好。另外，院前急救工作强度大，受伤概率高，作为特殊职业，建议人力资源和社会保障部门可以给予政策倾斜，考虑在院前急救医疗岗位一线工作连续满25～30年可以办理提前退休、享受退休待遇。通过政策指导，引导稳定院前医疗急救中青年医师队伍。

8. 改变现有急救机构组织结构与服务模式

对于大型现代化城市，在城市建设中配备一支专业、稳定的院前急救医疗及紧急医疗救援队伍是非常重要的。结合我国现阶段国情，分析各省市以及城市现有院前急救机构组织结构与服务模式的优势与弊端，院前急救专业队伍建设未出现人员波动且对专业人员业务培训及专业提升更有利的服务模式是依托型或独立型急救中心（站）。在急救机构设立急诊科、重症监护病房等科室，以日常院前医疗急救、突发公共事件应急保障为主要职能，医师实行在院前、院内定期轮岗工作，医师在从事院前急救的同时，可通过院内诊疗提高自身专业技术水平，年龄较大的医师可从事院内诊疗和科研等工作。

第七章
"提升院前医疗急救服务能力"解析

一、加强院前医疗急救信息化建设

☞ 原文

建立健全全国院前医疗急救工作信息管理系统，加强急救相关信息管理，健全急救系统监测预警水平。提高院前医疗急救信息化水平，推动院前医疗急救网络与医院信息系统连接贯通，推动急救调度信息与电信、公安、交通、应急管理等部门及消防救援机构的信息共享与联动，探索并推广急救呼叫定位，探索居民健康档案与调度平台有效对接，提高指挥调度和信息分析处理能力。

☞ 解析

1. 国内外急诊信息系统发展现状

（1）国外急诊信息系统发展现状。国外发达国家很早就建立了完善的急救体系，包括院前急救、院内急诊、专科诊治、甚至康复理疗等，并且通过大数据收集，在目前信息通信技术发达的年代，成立了一体化的急诊信息管理平台，提高院前—院内急救医疗质量。国外的急救模式以美国模式与法国模式为代表。美国的急救模式包括院前急救、院内急诊以及重症监护。早在1991年美国就采用迅速急救反应、确定医疗救援的区域、快速到达、合理医疗处置的院前急救方案。在美国有不同类型的急救服务分级，分为就地实施的初级急救，再由救护车护送患者，同时进行心肺复苏的基本生命支持；中级急救可提供气道保护处理以及静脉输液等维持生命急救，但不包括持续的高级生命支持；高级急救是移动ICU或称为空中伞降救援，除了保证心肺复苏术和生命支持外，还可提供包括心电监测、除颤和药物治疗在内的后续生命支持。美国院前医疗急救拥有完善的医疗优先调度体系（Medical priority dispatch system，MPDS）这一急救信息系统，利用

MPDS 受理急救呼救，自动进行病情分级，并提供不同级别的急救服务。法国的院前急救医疗体系法文缩写为 SAMU，是一种以医师为主的全国性急救服务，并且利用专科医师派出及提供现场急救服务。必要时可派出一个拥有全套设备和配备包括急诊专科医师或麻醉师和一名护士在内的可移动 ICU（MICU），到危及生命的急诊或严重创伤患者处进行抢救。SAMU 急救体系完整，特别是在硬件配备以及互联通信方面，基本实现了现代一体化救援，急救信息系统覆盖院前—院内急救全过程，有效保障院前急救、ICU 高级生命支持、院内专科急救的顺利实施。

（2）国内急诊信息系统发展现状。近年来，我国急诊体系信息化建设发展迅速，但全国发展不平衡，多数地区发展进度及普及力度不够理想。大多数医院急诊体系信息化建设滞后，还只能停留在电话通信的阶段，真正开展可视化、信息化技术及应用的医院很少，院内急诊无法提前获知患者完整急救信息，特别是在急危重患者多学科诊治及需要远程医疗援助时，大多数医院还缺少完善的急诊信息系统支持，无法及时启动多学科协同医疗救治团队为患者制定快速高效的治疗方案，从而最大程度地挽救患者生命。目前，大多数二级、三级医院急诊科已在使用 HIS、EMRS、合理用药系统等信息化系统，但针对医疗急救服务的信息化系统还不健全，院前—院内急救信息未能有效衔接、有效沟通，严重影响急危重症患者抢救。2014 年 4 月 15 日发布的现行的卫生行业标准《院前医疗急救指挥信息系统基本功能规范》对院前医疗急救指挥信息系统的总体要求、功能构成、功能要求、数据接口等四个基本要素做了具体规范，对全国各地急救中心（站）的院前医疗急救工作信息管理系统的飞速发展起了巨大的推动作用，虽然该标准的发布距今仅有六年，但是随着信息技术水平及各种信息装备的高速发展，尤其是 5G 网络的建设和医疗行业应用融合的深入进行，标准的指导作用已经不适应当前信息技术发展趋势，甚至限制了院前急救信息系统的发展和互联互通。其主要的局限性包括以下四点：①受当时的技术水平所限，"即时通信功能"的要求偏低。标准中与急救人员保持通信联络的必选功能仅要求提供 2G 时代常用的"无线集群车载通信系统、移动电话、短信等"方式，而"手机定位、视频监控，通过救护车视频系统显示急救人员工作状态等"非必选功能，也仅属于 3G、4G 时代的技术手段，已完全落后于目前以 5G、物联网为代表的移动通信技术发展水平，难于提供即时、多场景、完善的急救信息，难于满足当前的急救需求，作为规范的指导作用已经过时。②"急救设备的信息管理功能"的要求偏低。其必选功能仅要求提供"急救设备名称、种类、编码、数量、使用状态、存储位置、完好程度等急救设备基本状态信息"，而对转运过程中急救设备所采集的患者生命体征监护数据的读取、存储、显示、传输无明确要求，无法实现与区域协同救治体系内多部门、多学科的即时数据传输与数据共享，制约急救效率提高。③对"转运目标医院的前置医疗资源预约功能"没有要求。该标准必选功能仅要求管理和维护"医院救治能力的基本信息"，比如"医院等级、专科服务、床位等"，而非必选功能也仅扩展到

"空床位数量显示和急救专家的姓名、年龄、性别、专长、所属单位、应急经验、值守状态和联系方式等基础信息",而对目前院前急救领域关注的转运目标医院的前置医疗资源预约功能没有提出要求,院内急诊、专科救治团队难于及时调度医院急救资源进行抢救。④标准对于院前急救信息系统的功能规范偏重于"指挥",而缺乏"指导"。该标准主要的设计目标是针对急危重症患者或突发事件等进行远程监控、远程医疗和综合决策指挥等,所服务的对象主要是"120"急救中心(站)或各级医疗卫生管理部门,而不是为区域急救体系中起最重要作用的现场出诊医师和医院急救专家,同步提供急救信息共享与远程医疗指导,难于适应日益增长的急救需求及重大伤害急救等复杂局面,相应的标准亟须及时更新,建设完善满足当前急救需求、与当前信息技术发展相适应的院前医疗急救工作信息管理系统。

2. 当前院前医疗急救信息系统建设要求

(1)急诊系统的信息化建设。院前急救不光是现场急救,急救信息更要与院内急诊有效沟通、有效衔接,以便院内急诊能够在第一时间制定后续的救治方案,并且能够及时有效地指导现场救援。随着一体化急诊信息系统平台的建设,区域协同救治体系信息共享及医疗协作逐步实现,按指导意见要求,加快一体化急诊信息系统建设,提高院前医疗急救信息化水平,推动院前医疗急救网络与医院信息系统连接贯通,使院前急救和院内急诊无缝结合,充分发挥急诊信息系统的决定性作用,区域协同救治团队尽可能为患者争取到有效的抢救治疗时间,提高抢救成功率。

(2)区域公共卫生网络和居民电子健康档案建设。将医疗机构纳入公共卫生信息网络建设,同时链接各家医院临床一体化的急诊管理系统,通过社保卡或电子身份证的信息识别,植入患者的相关信息,建立居民电子健康档案,探索居民健康档案与急救调度平台有效对接,提高指挥调度和信息分析处理能力。在发生紧急救援时,救援单位可准确有效地掌握急救患者的既往相关疾病信息,提高救援效率,在每一次救治完成后,患者救治信息自动上传至数据库,形成数字化的居民电子健康档案,为日后的救治提供参考。

(3)建立健全全国院前医疗急救工作信息管理系统,加强急救相关信息管理,健全急救系统监测预警水平。利用现代信息通信技术,建立基于各种网络服务平台的院前医疗急救工作信息管理系统,比如目前有些地区建设的基于云服务的院前医疗一体化急诊信息管理系统是有效的做法。患者的既往疾病信息可长期保存在云服务器中,或者上传至公共卫生网络大数据库。随着科技高速发展,院前医疗急救工作信息管理系统利用当代网络的高效性,健全急救系统监测预警水平,提前获取患者急救信息并进行病情评估与分级,有效地分配急救医疗资源,为区域多学科协同救治团队提供多维度的救援信息并预先为患者做出急救处置方案或者远程医疗协助,从而为患者赢得更多的救治时间,缩短救治时间轴,提高抢救效率。急诊信息系统覆盖院前急救、院内急诊、重症监护等急救全流程,所有急救数据最后都可以上传至云端存储并进行自动分析。院前急救信息通过无线网络技术传递到一体化急诊系统中,与院内急诊有效衔接,可以更快捷地进行医院急救资源调度。院内急诊系统可与医院现有的 HIS、EMRS 等系统无缝衔接,快速地进行预检分诊、急诊病情分级、急诊处置、录入首诊病历信息、开立医嘱并执行、提出检验、检查、手术、会诊、用血等相关申请以及护理文书书写等。开展基于云服务的院前医疗一体化急诊信息管理系统的建设,是一项系统工程,按指导意见要求,建立一套完整的信息管理系统,对提升区域协同救治体系的急救能力和管理水平具有重要意义。传统的急救模式中,院前急救和院内急诊相对独立,经常出现信息不对等的情况。通过院前急救、院内急诊一体化信息平台将车载和院内子系统对接,完成院前、院内急救信息有效衔接,建立基于"互联网 +"的院前医疗急救体系,加强区域急诊急救信息资源整合,推进院前医疗急救体系的信息化与智能化建设,促进院前医疗急救事业发展。一体化信息平台完整地覆盖整个急危重症患者救治全流程,通过区域内多部门、多学科协同救治团队的信息共享、信息联动与协同救治,实现急危重症患者的及时治疗、降低死亡率以及改善临床预后。一体化信息平台以胸痛、创伤、卒中等几大重点病种为抓手,优化区域内协同救治流程,提高抢救效率。一体化信息平台可将患者在救护车上的心电图、血压、血氧饱和度、快速检验、影像资料等急救信息实时共享到协同救治团队,救治专家可随时提供远程医疗协助,预先启动导管室或手术室,当患者到达医院绕行急诊科直接进入导管室或手术室进行急诊介入、手术治疗,大大缩短了救治治疗时间。

(4)推动急救调度信息与电信、公安、交通、应急管理等部门及消防救援机构的信息共享与联动。遇到有人员伤亡的车祸、火灾等事故时,以上部门实现事故信息的共享与联动,避免现场人员向多部门报告急救信息,造成事件处理延误,从而提高抢救效率。

(5)探索并推广急救呼叫定位。2020 年 8 月,国家卫生健康委员会、工信部联合印发《关于进一步完善"互联网 + 医疗健康"支撑体系开展院前医疗急救呼救定位试点工作的通知》(以下简称《通知》),确定以北京、江苏、湖北、广东 4 省市为试点范围开展院前医疗急救呼救定位试点。开展院前医疗急救呼救定位试点工作,是利用新一代信息通信技术进一步提升医疗卫生服务能力的积极探索,旨在通过快速共享"120"呼救者的移动电话位置信息,有效节省急救调度时间,提高急救反应能力。《通知》提出,完善网格化布局管理、实现定位信息对接共享、畅通信息联动衔接、完善信息共享标准 4 项试点任务。试点完成后,两部委将及时进行评估总结,逐步实现在全国范围内的院前医疗急救呼救定位。

(6)5G 技术的创新作用。截至 2020 年 5 月,我国已建成超过 25 万座 5G 基站,初步覆盖了国内大中型城市密集城区和主要道路，可为院前急救提供初步的 5G 网络保障。国际电信联盟定义的 5G 网络可以提供增强型移动宽带、大规模机器类型通信和超可靠和低时延通信三大应用场景，在院前急救领域有着广阔的融合应用前景。利用 5G 网络提供的创新思路和技术升级手段，实现区域内院前急救信息的实时采集、存储和共享的院前急救云平台，提高区域内救患者治全链条各个环节的能力和技术水平。利用 5G 网络高带宽、大连接、低时延的技术特点，对现有的院前急救信息系统进行改造升级，在急救过程中连接先进的信息装备，比如远程高清视频、VR 摄像机、AR 眼镜、物联网可穿戴设备等，能够提供即时急救信息传输及远程医疗协助。利用 5G 网络、大数据、电子健康码、物联网等技术，将院前急救过程与患者健康档案相衔接，与患者的医疗过程深度结合并提供健康保障。基于 5G 的院前急救信息系统在统一的院前急救云平台的基础上，涵盖了远程监护平台、实时音视频指导平台、急救指挥平台等三大平台，提供远程医疗协助与医学信息的传输与共享、急救患者定位、预约急救医院的前置医疗资源，为院前医疗急救工作信息管理系统的进一步发展提供强大动力。5G 网络具有的即时通信功能、急救设备的信息管理功能、前置医疗资源预约功能以及远程医疗指导功能等，将对现有院前医疗急救信息体系中现场感知和病情判断能力、信息化与患者在诊疗过程的各环节相结合等方面进行改进，进一步提升院前急救信息化水平。系统面向的应用场景不仅仅局限在院前急救一个单一的环节上，将拓展到院前、院内、院后等就医全过程，实现对患者健康管理各环节的全覆盖。

参考文献

1. 甘霖. 基于云服务的一体化急诊临床信息管理系统建设. 中国数字医学, 2017, 12（2）: 53 - 55.
2. 李丹, 邹芳. 急救急诊一体化信息平台的实现与应用. 中国数字医学, 2018, 13（3）: 83 - 85.
3. 张福林, 赵晖, 张桦, 等. 院前医疗急救调度行业信息标准解读. 重庆医学, 2016, 45（12）: 1585 - 1590.
4. 吴君卓. 面向重大传染病疫情的 5G 院前急救信息系统研究. 江西通信科技, 2020, 3: 7 - 15.

二、加强科学调度水平

☞ 原文

全国统一院前医疗急救呼叫号码为"120"。地市级以上急救中心建立院前医疗急救指挥调度信息化平台，遵循就近、就急、就专科的原则，实现急救呼叫统一受理、车辆人员统一调度。地域偏远或交通不便的县及县级市应当设置独立急救中心（站）或依托综合水平较高的医疗机构，建立指挥调度信息化平台，根据实际情况，实现市级统一受理、二级调度或县级统一受理、调度，提高调度效率。加强院前医疗急救接报调度能力建设，鼓励有条件的地区根据实际情况创新调度方式，科学合理调派急救资源。

☞ 解析

1. 我国院前急救指挥调度现状

院前急救在整个急救体系中，是不可或缺的首要组成部分，通过科学、合理的急救指挥调度，迅速高效地救治患者，为患者赢得更多的抢救时间，从而提高抢救成功率。我国院前急救起步较晚，至今只有50多年的历史，存在着医疗急救指挥系统独立封闭，急救信息服务落后，信息和技术存在屏障，未能充分利用现代信息通信技术的高速发展建设急救指挥调度平台，区域内各部门急救联动效率不高，各级医疗机构院前—院内急救信息未能有效衔接等问题。各地区院前急救指挥调度体系发展不平衡，急救资源配置不能满足急救需求，大部分经济条件好的城市，基本已形成比较完善的急救网络体系，但部分省市的急救体系发展水平相对比较落后，乡镇、边远地区急救医疗资源匮乏，急救人员、车辆、设备及急救站点不足，院前急救才刚刚起步，甚至还是空白，导致不能及时、迅速地救治突发患者。近20年来，我国的院前急救指挥调度体系正在逐渐与国际接轨，各地急救中心建设发展快，发展前景广阔，但目前尚未有科学的、可行性高的、接近国际标准的管理规范和建设模式，我国不同地区医疗卫生资源利用不平衡，急救站点布局不合理，缺少统一的急救工作规范、急救医疗信息规范、装备配备标准及院前急救服务标准，院前急救质量控制指标不统一甚至未进行院前急救质量控制，不同省市间的院前医疗急救指挥信息系统存在多种模式，信息系统的功能、技术、标准和应用范围不完善，急救半径，急救时间，抢救成功率等急救指标难于统计，缺少个体化服务，指挥调度人员素质、急救水平有待提高，这明显制约了我国院前急救的可持续发展，亟待规范和标准化。

2. 国外先进的院前急救指挥调度模式

美国的"911"急救指挥中心使用医疗优先调度体系（Medical priority dispatch system，MPDS）进行指挥调度。MPDS是关于急救指挥调度方面的一种知识体系，包含完整的院前急救指挥调度规范，如电话指导、现场评估、分级医疗处置等。MPDS通过简单的标准化询问能够快速识别患者主要病情或创伤情况，根据患者的病情分级选派合适的急救人员和交通工具进行急救，同时能够通过电话指导现场人员科学有效地对急危重症患者进行初步抢救。近50年来，已经有大量文献证实了MPDS的应用效果，尤其对于心搏骤停患者的抢救，更能发挥该指挥调度体系的优势，抢救效率更高，减少高级生命支持的响应频率，在全世界得到普遍应用，在我国也有部分急救中心引进使用。MPDS

为急救指挥调度服务建立了统一的标准，每个呼救者即使病情不同，都能根据不同的病情，科学进行病情分级，合理调派急救资源，使急救资源使用效果最大化，为急危重症患者提供最有效的响应，呼救者都得到同样迅速高效的急救服务；完善的认证机制保证了调度员的工作水准，能够提供更多的优质急救服务；把急救指挥调度工作风险降到最低。

法国院前急救机构的急救指挥调度体系，依靠临床医师来主导指挥调度和制定抢救措施，为不同病情的患者提供个体化、高效优质的急救服务，使调度工作在急救医疗工作中能发挥更科学、更有效的作用，不强调标准化的急救接警询问流程。调度人员在调度医师的指导下，针对不同的患者病情进行分层，调派相应的急救医疗资源进行急救，有的仅给予医疗建议，可疑危及生命的急危重症则立即派出移动 ICU 急救。临床医师在急救指挥调度工作中有决定权。

3. 国内外差距

我国目前缺少欧美国家这样成熟的急救模式，使用美国 MPDS 这样统一标准及高效服务的急救指挥调度系统的急救中心尚未普遍，也缺少法国 SAMU 这样具备一定规模、临床经验丰富的权威医师在实际急救指挥调度工作中进行指导，缺少合理的急救人才梯队、急救制度不够完善，急救指挥调度信息平台不够先进，部分地区院前医疗急救呼叫存在多个急救号码，不能统一调度、安排急救资源，多个独立运行的急救系统建设与急救号码的重复拨打，造成了很大的急救资源浪费，急救网点没有统一规划，造成无序重复建设。不同急救系统收费标准不一、利益优先、不顾原则，造成急救时机延误、患者利益受损，不能保障患者得到及时有效急救治疗的根本利益，以及医疗急救本身的基本公益性。边远地区人口少，地域广，急救资源缺乏，急救中心建设困难，诸多问题严重制约急救指挥调度工作，大大降低了我国院前急救的成功率。为提高我国院前急救科学调度水平，实施规范化建设和管理十分必要。

4. 完善院前医疗急救指挥调度信息化平台建设

院前医疗急救网络是构成急救医疗服务体系（Emergency medical service system，EMSS）的重要部分，不仅适用于平时的急诊医疗工作，也要满足大型灾害或意外事故的急救需要，完善的院前医疗急救网络建设是科学急救指挥调度的基础。

完善院前急救指挥调度信息平台建设，缩短"呼救响应间期"，科学管理、调度急救资源。"呼救响应间期"是指从发出呼救到救护车到达现场所需的时间。科学急救指挥调度系统建设需要规范院前医疗急救指挥信息系统的主要功能，为相关信息系统的设计和验收提供了依据；考虑了先进的物联网技术、移动车载终端医疗监控技术、急救前移技术等在院前医疗急救指挥信息系统中的扩展应用；设计的院前医疗急救指挥信息系统具有可靠性与安全性、可操作性与有效性、开放性与兼容性；提供院前医疗急救指挥信息系统与不同行政部门的数据接口。满足各级各类急救中心或卫生行政主管部门进行院前医疗急救调度和指挥的需要，实现各医疗急救信息系统之间的信息共享与信息联动。现有信息技术发展能够建设科学、先进的急救指挥调度信息平台，覆盖三级医疗机构及急救现场，科学、高效管理急救资源，大大提高区域急救医学的效率。目前我国大多数城市主要采取区域划分的传统标准来规范急救站点的设置，这样可更好地利用我们现有的区域医疗资源，但是也造成了不同区域的急救水平包括急救指挥调度信息平台建设的差异，不能做到人人享有均等的急救服务，今后应该按"呼救响应间期"的实际情况完善院前急救指挥调度信息平台建设，遵循就近、就急、就专科的原则，实现急救呼叫统一受理、车辆人员统一调度，实现高效的院前医疗急救。

目前我国部分急救中心引进美国的 MPDS 系统，在急救指挥中发挥着重要的作用，尤其是在与"120"指挥系统有机融合下，其作用更加强大，表现完善且多样化的功能，有助于提高指挥调度的有效性。MPDS 的应用，赋予急救指挥调度系统独特的功能，主要包括以下几点：①在呼救电话受理阶段，根据症状进行询问流程的良好设置，并科学设计呼救人对应的回答，比较准确的对患者情况开展评估，评估结果可靠性比较高，有助于急救资源指挥调度。②在救护车到达之前，可为现场人员提供容易操作且明晰的指令，使其能够进行初步救助，可在一定程度上防止患者病情加重，为专业救治队伍争取急救时间。③在派车时，根据患者病情分级，科学的进行救护车的调派。MPDS 和"120"指挥系统相结合，可从根本上降低院前死亡率，有利于优化救助效果。今后应借鉴 MPDS 系统，探索符合国情的急救指挥调度系统，提供标准、高效的急救服务。

院前、院内急救有效衔接是科学完善的急救体系的基本要求，县及县级市应当设置独立急救中心（站）及院前医疗急救指挥调度信息化平台，有效衔接院前、院内急救，地域偏远或交通不便、急救体系薄弱、急救资源缺乏的县市或边远地区，可依托区域内综合水平较高的医疗机构合作，共同组建及设置急救中心、急救站点，建立指挥调度信息化平台，借助高级别行政力量，实现区域统筹规划、管理，利用合理有效的区域联动机制，实现市级统一受理、二级调度或县级统一受理、调度，提高调度效率。急救指挥调度中心配备包括管理人员，以及经验丰富的急救调度人员组成完整团队。在统一管理的基层医院急诊科设置急救站，急诊科医务人员承担院前急救任务，按照有效服务半径规定好的服务范围，指派相应的机构进行医疗救援。

强化区县（市）级急救网络建设。在政府投入不足的前提下，国内大部分城市的急救网络还是遵循了统一受理、统一调度、分区建设、依托医院、非营利性的原则建设院前医疗急救网络。在保持区县政府对区县急救中心管理体制不变的框架下，通过统一指挥调度、统一建设标准强化市、区县院前医疗急救体系的一体化管理，实现全市、县（区）急救服务效率提升和能力均等。在完善市、县（区）级急救体系的同时，对于边远的农村、山区等地区，要因地制宜，充分利用辖区医疗资源，如在乡卫生院设立急救站，加强急救指挥调度信息平台建设，区域内不同级别急救机构急救信息有效对接，提高呼救响应速度及急救效率。国内急救中心管理模式有多种，各有其存在的道理，虽然国家还没有统一要求，但经过多次重大突发事件的考验，独立型急救中心模式更适合社会的需要和院前医疗急救事业的发展，是我国急救体系的发展趋势。

院前急救指挥调度信息平台负责指挥调度区域急救资源，应该具有完善的功能，包括用户登录、救护人员信息管理、急救车辆信息管理比如救护车自动定位（用 GPS）、最佳调度车辆选择、指令发送到救护车、调度电话跟踪到人、工作状态实时回应等人员任务调度的各类信息的统计管理、呼叫信息等各类信息的报表管理、受理急救事件管理、事件任务调度管理、急救指挥调度数据库开发与管理等，以及领导决策指挥、社会联动协调、移动通话、大屏幕综合信息显示、市区中心调度、县（区）分中心调度、定点图像显示（路口、医院、急救站图像显示）、现场（移动）图像显示等功能，实现对急救事件的受理并对急救事件任务进行智能调度，以及对急救车辆信息、救护人员信息进行维护。随着信息网络技术的高速发展和计算机应用的普及，利用信息系统对"120"急救中心的院前急救工作进行管理是院前急救体系建设的重要趋势。虽然目前很多地级市已经有一套独立的"120"指挥调度系统，但是在一些县级市的"120"急救中心，大部分工作仍由手工完成，工作效率较低，指挥调度人员不能及时了解各个医院的"120"车辆出车情况，不便于高效指挥调度急救任务，难于及时满足患者的"120"呼救需求。未来，随着通信技术及现代急救装备的发展，通过医疗信息全程监护，可以达到"120"指挥调度中心指挥、调度、急救、通信工作的准确化、快速化和全程信息化；可提高急救的服务质量和管理水平；最大限度地提高"120"受理、调度响应速度，减少患者抢救时间，降低死亡率和致残率；提升卫生系统对紧急事件、突发公共卫生事件的响应和应急处理能力，建立起一个功能完备、设备先进、统一协调、反应快速的现代化通信指挥调度系统，意义重大而深远。

创新调度方式，科学调派急救资源。传统的急救中心指挥调度系统的管理主要体现在院前急救指挥调度通信中。调度指挥人员通过计算机通信、网络通信、程控交换和互联网相关等技术对院前急救的六个步骤：发现、报告、反应、现场抢救、转运监护及院内急诊救治的信息反馈来指挥、监控急救任务完成情况。急救指挥调度系统包括有线通信指挥子系统、GIS 电子地理信息管理子系统、GPS 车辆定位系统、通话及电台录音子系统、信息查询子系统、急救分中心（联网医院/分站）系统组成。在传统的急救指挥调度模式基础上，国内有些地区急救中心创新调度方式，利用先进的信息通信技术，将院前急救调度指挥系统与交管局的路况系统实现联网，对优化救护车道路途经，缩短急救时间取得很好的效果。有的信息调度平台还与运营商或者是可穿戴设备公司合作，急救信息可通过个人手机实现信息联网，急救呼叫受理系统可通过 GPS 系统或者 5G 网络准确地将报警人的方位显示在电子地图上，提供高效的院前急救指挥调度服务。指导意见建议加强院前医疗急救接报调度能力建设，鼓励有条件的地区根据实际情况创新调度方式，科学合理调派急救资源，实现互联网＋智慧型院前急救调度指挥，是未来急救指挥调度发展的重要趋势。

参考文献

1. 张福林，赵晖，张桦，等. 院前医疗急救调度行业信息标准解读. 重庆医学，2016，45（12）：1585－1590.
2. 王雪梅，周强，张桦，等. 卫星定位的现代化通讯指挥调度系统在医疗急救中的应用. 中国现代药物应用，2011，5（3）：257－259.
3. 李方航，梁建新，杨丽娟. MPDS 急救优先分级智慧调度子系统研究. 电子技术与软件工程，2020，（14）：83－84.
4. 坎香，李国英. "120"急救调度管理平台的研究与实现. 通化师范学院学报（自然科学），37（1）：4－7.
5. 张熙. 智能交通诱导服务系统在院前急救调度指挥中的应用. 信息系统工程，2013，（4）：93.
6. 付大庆. 医疗优先调派系统在我国的应用前景. 中国卫生信息管理杂志，2010，7（15）：31－38.

三、提升院前医疗急救服务质量

☞ 原文

各地要进一步完善院前医疗急救工作相关规章制度，提高管理水平。加强院前医疗急救质量控制，完善院前医疗急救标准、流程和考核指标，不断提升院前医疗急救服务质量。急救中心要加强业务培训和管理，不断提高呼叫响应水平、全程转运速度和患者处置能力。

☞ 解析

1. 院前医疗急救服务质量的提升所面临的问题

院前医疗急救是医疗卫生事业和城市公共安全应急保障体系的重要组成部分。几十年来，我国院前医疗急救系统在各级政府的关心下，得到了迅速的发展，医疗急救装备和基础设施有了很大的改善，急救业务量快速增长，急救服务质量和院前急救管理也有了很大的提高，为维护人民的健康和保障公共安全作出了重要贡献。由于我国院前医疗急救系统起步较晚，基础相对薄弱，未形成统一的急救医疗规范和完整的院前医疗急救质量控制标准和质量评估体系等，各急救中心（站）的发展很不平衡，不利于我国院前医疗急救服务质量的进一步提高和院前医疗急救事业的发展。目前，影响院前医疗急救服务质量的问题和矛盾集中体现在以下几个方面：

（1）城镇化加速对院前医疗急救服务质量提出挑战

据国家统计局的数字显示，自2002年党的十六大以来，中国城镇化率以平均每年1.35个百分点的速度发展，城镇人口平均每年增长2096万人。2011年，城镇人口比重达到51.27%，比2002年上升了12.18个百分点，城镇人口为69079万人，比2002年增加了18867万人。截至2014年末，城镇人口占总人口比重为54.77%。2019年全国城镇常住人口84843万人，占总人口比重（常住人口城镇化率）为60.60%，城镇化率首次突破60%大关，比上年末提高1.02个百分点。随着城市人口的增加，院前医疗急救服务的业务量也呈逐年上升的趋势。由于人民群众的生活水平质量直接关系着院前医疗急救服务的发展，因此院前医疗急救服务的发展自然受到当地经济状况的影响，以致院前医疗急救服务的发展地域差异性相当大。我国一些先进城市，由于经济发展速度快，院前医疗急救服务也呈飞速发展的形势，在传统的院前医疗急救服务项目基础上逐步开设了院际转运等非紧急转运服务。此外，这些城市人口高度密集加大了交通拥挤程度，为了缩小急救半径，提高急救救治率，类似北京、天津等院前医疗急救服务已由最初的地面急救发展到海上急救和空中急救，由于运行费用相当高，因此，目前海上急救和空中急救几乎都用于政府应对重大突发事件、灾难事件的救援中。与此相对的大多数一线、二线城市，院前医疗急救服务随着经济的发展虽然也呈逐年递增的态势，但传统急救中心（站）、急救网络医院的设置多集中在老城区，规模相对较小，新城区的急救中心、急救站的建设远远跟不上经济发展和人口迁移的步伐。因此，院前医疗急救服务的提供效率由于急救半径的拉长而受到严重影响，引发"车难到""车难叫"的现象频频发生。

（2）我国部分农村地区院前医疗急救服务缺乏

我国部分农村地区院前医疗急救服务缺乏，院前医疗急救服务质量更是难以保证，由于受城镇二元化发展的影响，在我国县级及以下地区，急救服务还处于基本的院内医疗救护中，没有标准的救护车、没有统一的急救呼叫电话和专业的急救医护人员，群众多靠其他交通工具送往医院，在县级综合医院或乡镇卫生院的急诊科（室）进行急救医疗处置。院前急救资源向市中心高度集中，约90%的急救资源集中在城市，优质资源又多集中在大中型医院，各县和乡镇、农村急救资源匮乏，农村与城市、不同人群之间的院前医疗急救服务质量、水平和可及性差距巨大。县级医院一般仅1~2台救护车，有的县级医院甚至还没有救护车，或有但经常被充当公务车。但郊区及各县域所属乡镇农村地区和农村边远地区则基本上为空白，由于地理与交通条件所限，城市网络医院急救车辆到达许多边远乡镇需1~2小时。大多数乡镇农村无法享受到快捷高效的院前紧急医疗救治服务。目前，远郊区县的急救站点基本是依托原有的乡镇卫生院，并非根据当地人口、面积、地形地势而设定。部分农村镇、乡、村地区由于比较偏远，加之农村医疗基础设施落后，医疗资源匮乏，卫生人才不足，急救医疗服务无法深入到田间地头，三级急救网络建设仍为空白。

（3）医疗转运需求多元化

随着国家医改的推进，分级诊疗、双向转诊、医联体建设、专科联盟模式、国家医学中心和国家区域医疗中心规划设置等举措的纵深发展，要求医疗机构分工协作，合理利用资源，方便群众就医，同时也亟须院前医疗急救服务和非紧急医疗转运服务来为患者在大医院与小医院之间，综合医院与专科医院之间，大医院与康复医院之间安全有序流动保驾护航，高效保质保量的院前医疗急救服务是急救医疗服务网络体系中的关键环节。另一方面，由于区域医疗发展水平不平衡，加上人民生活水平的日益提高，对身体健康和医疗质量有了更高的要求，无论个别医疗保险对就医地点的限制还是全国医保联网落实，均可使非紧急医疗转运需求依然普遍存在。在这样的社会背景下，与之相悖的是我国相对落后的非紧急医疗救援转运体系。我国大部分城市的医疗转运任务主要是由城市急救医疗指挥中心负责，主要承担急、危、重症和灾害事故患者的现场急救和监护转运、重大活动的医疗保障等院前医疗急救任务，归政府管辖，一般享有政府价格补贴，具有公益性质和基础保障性质。《院前医疗急救管理办法》规定，急救中心（站）和急救网络医院不得将救护车用于非院前医疗急救服务。当前，我国医疗转运体系尚未覆盖非紧急转运领域，传统医疗转运体系无法满足多元化的医疗转运需求。由于非紧急医疗用车所引发的"黑救护车"乱象已经成为社会广泛关注的焦点。近年来，急救资源被非急救需求挤占严重。非紧急医疗转运业务大量涌现，且有持续增长的趋势。非紧急转运服务功能缺位所带来的社会生产秩序和人民健康安全保障问题正受到越来越多的关注。同"急救车"等诸多特殊公共需求一样，"非急救车"也是很重要的一项民生需求，但不同的是，对于"非急救车"的运营和管理依然还未正规化。行业、服务、收费等诸多标准尚未确立，相关法律责任认可不清晰，关于非紧急医疗救护的理论知识水平和实际工作能力都需要进一步提高。目前，由于专门针对患者非紧急转运服务的规范缺失，城市急救医疗指挥中心和公立医院的院前服务机构一般参照院前医疗急救管理、医疗机构管理和医疗服务规范的类似要求执行。2017 年，国家标准化委员会和国家卫计委等26个单位联合印发了社会管理和公共服务标准化发展规划 2017—2020 年（国标委服务联〔2017〕129 号），提出公共医疗卫生标准化提升工程，要完成 300 项以上的医疗卫生机构标准制定和修订，院前医疗急救服务以及非紧急医疗转运服务行业有望迎来发展的春天。

2. 院前院内急救一体化和急诊"五大救治中心"建设的推进对院前医疗急救服务质量提出了更高要求

设急诊科的综合医院、中医医院和专科医院均可由各级卫生健康行政部门纳入急救网络，与院前急救中心建立无缝衔接的医疗救治绿色通道和救治机制，形成院前院内一体化的急救医疗服务体系。各级卫生健康行政部门要加强对医院急诊科建设的指导和监督，二级以上综合医院和纳入急救网络的专科医院应当按照国家《急诊科建设与管理指南（试行）》、二级以上中医医院应当按照国家《中医医院急诊科建设与管理指南（试行）》设置、建设、管理急诊科室。完善危、急、重症救治体系。加快推进省、市、县三级卒中、胸痛、创伤、高危孕产妇、高危新生儿五大救治中心建设，以五大救治中心为龙头、以基层医疗卫生机构为依托、以信息化手段为支撑，建立健全集高危人群筛查、日常健康管理、院前院内无缝衔接、救治中心多学科综合治疗、救治后康复疗养为一体的智能化、专业化、连续性危急重症分级防治体系和跨区域协同救治机制。国家卫生健康委员会发布《2019 年深入落实进一步改善医疗服务行动计划重点工作方案》，对优化急诊急救服务工作做出新部署。《2019 年深入落实进一步改善医疗服务行动计划重点工作方案》指出，要继续优化急诊急救服务。建立院前医疗急救中心（站）与院内急诊的信息共享机制，到 2020 年，各地逐步建立起基于"五大中心"的急、危、重症患者救治体系和院前院内信息共享网络，实现急、危、重症患者医疗救治快速、高效、高质量。鼓励有条件的地方整合资源，探索开展有医疗服务需求的非院前医疗急救患者的转运服务，加强相关工作管理，保证医疗质量和安全。为进一步改善医疗服务，近年来，国家各相关部门陆续印发胸痛中心、卒中中心、创伤中心、危重孕产妇救治中心、危重儿童和新生儿救治中心"五大中心"的建设与管理指导文件《2019 年深入落实进一步改善医疗服务行动计划重点工作方案》，进一步对基于"五大中心"的急危重症患者救治体系建设提出新要求，"打造完善的全国医疗急救体系"的重要性和紧迫性可见一斑。"五大中心"运行管理涉及到的不同病种对院前医疗急救服务质量的要求更具体更详尽，以胸痛救治为例：胸痛是急诊科常见的急症之一，具有起病急、病死率高等特点。院前医疗急救是担负着患者到达医院前实施的现场救治和途中监护的医疗活动，在很大程度上决定患者能否得到及时救治，是胸痛患者救治的关键一环，而且院内技术的进步并不能完全决定疾病的预后，相对于日益成熟的院内技术，院前医疗急救既是短板也是突破点。影响院前胸痛患者救治的因素：①民众对胸痛的认识不足，我国民众胸痛意识薄弱，宣传、普及急性心肌梗死知识的力度不够，患者就诊延迟严重。②没有完整的院前胸痛急救网络体系。目前，我国院前医疗急救仍是以陆路救护车为主的单一救援方式，且急救行为、运作机制、运行标准和建设体制等多方面，需要进一步规范。③没有科学调度体系，科学调度是提高院前转运的急救效率、服务质量的关键，而我国尚未建立一个科学高效的调度模式。④院前信息化技术应用不足，信息化是院前院内无缝衔接的关键，我国在这方面的应用不足，大多在收集求救信息和出诊过程等指挥系统中应用，在现场医疗救援操作过程的具体指导和双向反馈中尚未开展，使院前医疗急救服务质量大打折扣。⑤没有完善的院前胸痛救治指南，目前的胸痛指南大多侧重于胸痛患者的院内治疗，胸痛的救治应从发生的那一刻开始，即应重视院前医疗急救的作用。⑥院前医疗急救转运途中实施救治措施不完备，院前环境下诸多医疗资源使用受到限制，大部分患者转运途中不能实施确切有效治疗，多数患者的诊断及治疗到达院内才进行。⑦没有院前胸痛救治质量控制体系，改进胸痛救治的关键是质量控制，信息化及大数据库建设滞后同时也制约质量控制提升。可见，没有院前医疗急救的胸痛中心不是真正意义的胸痛中心，同理，提供高质量的院前医疗急救服务对国家积极倡导和推进的急诊"五大救治中心"建设是十分必要的。

3. 院前医疗急救质量管理方面存在的问题

（1）质量监管、控制意识不强。我国院前急救中心（站）中的少部分医务人员对于医院的医疗服务质量问题并不能准确把握，同时，相关人员在质量监控方面也没有培养意识，对院前急救中心（站）的医疗服务质量问题不够重视。在院前医疗急救服务质量出现问题之后，也没有深入分析出现问题的原因，甚至推卸责任，这就导致院前急救中心（站）和患者之间的矛盾直接升级，造成医患纠纷，严重影响院前急救中心（站）的正面形象。

（2）院前医疗急救制度落实不到位，院前急救中心（站）医疗制度的落实能有效保障院前医疗急救的医疗安全，但现今很多院前急救中心（站）对于医疗制度的落实还处于初级阶段，很多核心问题不能准确把握，同时，由于院前急救中心（站）级别的限制，很多院前急救中心（站）对上级的医疗制度更改不能及时做出调整，这些问题都影响了院前医疗急救服务质量的提升。

（3）质量环节管理不到位，部分院前急救中心（站）管理者在对院前医疗急救质量的管理方面，片面重视院前急救中心（站）考核制度和标准的评估，对于医院医疗质量缺乏监控管理。同时，管理者在医疗行为中，并没有对各个环节重点关注，而是在患者的医院内就诊方面提升服务质量，这就导致很多患者对院前医疗急救等其他方面服务不满，院前医疗急救服务中一些潜在的问题也会影响患者对急救中心或急救站点医院的满意度。

（4）院前医疗急救质量评价指标方法不健全，当前，很多院前急救中心（站）都是使用医院质量评价来对院前急救中心（站）的服务质量进行综合的评价和管理，医疗质量的评价管理主要是通过对医疗机构的质量发展现状进行统计和分析，但现今我国院前急救中心（站）中所采取的质量评价指标并不能满足我国医院的实际发展需求，主要的原因是，我国的一些质量评价指标的建立还在摸索阶段，在指标的分类上十分模糊，有待进一步科学规划。

（5）不同地区组织管理多样化，制约质量管理同质化：我国有调度型、依托型、独立型三种类型急救中心（站），调度型指主要承担指挥调度功能，调度本行政区域内医疗机构纳入网络内的救护车；依托型指依托医疗机构设置，由医疗机构管理，行使院前医疗急救职能；独立性指有独立编制，直接进行管理，能直接承担调度指挥和日常急救等职能。不同的组织管理均需有与之适应的完整组织架构与建制，急救中心（站）主任等重要管理岗位为相对独立人员，须根据不同的组织管理建立管理岗位人员职责与考核办法。

面对以上诸多问题，为提升院前医疗急救服务质量，《意见》指出：各地要进一步完善院前医疗急救工作相关规章制度，提高管理水平。加强院前医疗急救质量控制，完善院前医疗急救标准、流程和考核指标，不断提升院前医疗急救服务质量。急救中心（站）要加强业务培训和管理，不断提高呼叫响应水平、全程转运速度和患者处置能力。

4. 提升院前医疗急救服务质量的对策思路

针对以上面临和自身存在的诸项问题以及急诊急救一体化和大平台建设要求，在完善院前医疗急救工作相关规章制度、提升医疗质量管理水平方面，可试行以下对策思路：①更新管理理念，强化质量意识，意识作为行为的先导，对于院前急救中心（站）来说，要想提升院前医疗急救服务质量，就必须正视院前急救中心（站）发展过程中出现的各种问题，并以积极的态度分析处理问题。同时，现今院前急救中心（站）所出现的很多医疗质量问题，同院前急救中心（站）内部相关医务人员的意识有直接关系。因此，院前急救中心（站）的医护人员要从多方面入手，选择多种方式来对医护人员提出相关专业的质量要求，还要树立院前医疗急救服务质量第一的意识，更新管理理念，通过不同方式强化质量意识，在院前急救中心（站）内部形成服务第一的发展意识，通过科学化的服务意识学习体系，建立科学的质量管理体系，促进我国院前医疗急救服务质量水平的提升，促进院前急救中心（站）的长远发展。②重视人才培养，提供质量保障，院前急救中心（站）医疗服务质量的提升必须要从专业监管人员出发，院前急救中心（站）要严格根据医疗、护理、担架员、调度员不同专业的实际需求，采取更加多样化的管理，来对相关医疗质量人员进行培养，还要鼓励内部各专业展开深入的学术研究，引进专业人才等。③加强科学管理，向管理要质量，抓好基础质量管理，针对院前急救中心（站）质量管理基础，进一步规范院前急救中心（站）各个专业行为，严格执行院前急救中心（站）实施的《医疗、护理、担架员、驾驶员技术操作常规》，同时还要加大院前急救中心（站）医疗技术管理力度，进一步强化院前急救中心（站）内部所实施的医疗技术风险意识。④抓好环节质量管理，院前急救中心（站）要对医疗规章制度重点落实，还要对相关医疗制度创新发展，以制度为基础，通过流程和操作规定的进一步发展，来保证院前医疗急救服务质量的进一步提升。在院前急救中心（站）内部的各个环节中都要对院前医疗急救服务质量水平准确把握，通过提高服务意识来为更多的患者提供服务。⑤抓好策略转型，促进质量建设，院前急救中心（站）在发展过程中，要逐渐形成规模意识，减少院前急救中心（站）医护人员的工作量，培养医护人员达到最佳的服务水平，院前急救中心（站）只有加强内涵建设，才能有效保证院前医疗急救服务质量的稳步提升。

5. 加强院前医疗急救服务的质量控制

院前医疗急救服务质量是急救中心（站）的生命线，提高院前医疗急救服务质量是急救中心（站）永恒的主题。现场救治的质量是急症患者最为关键的一个阶段。院前急救质控中心的重要职责之一，就是对院前急救医疗机构按照质量控制要求实行监督管理和质量评估，院前医疗急救服务质量控制是急救中心管理工作的重点。为此，制定院前急救质控监督内容和评估标准应从急救中心（站）及网络医院"120"电话受理质量、院前医疗急救病历质量和院前医疗急救服务满意度3方面进行评价。为了进一步规范和完善院前医疗急救服务行为和管理体制，统一行业标准和要求，提高应急反应能力和急救医疗整体水平，推进院前急救工作，促进市、区（县）两级院前医疗急救机构的全面、协调和可持续发展，一些省市和地区卫生行政管理部门已经建立了院前急救质量控制中心，并由质控中心组织有关专家在总结以往经验的基础上，按照国家有关的法律法规，参照国内外院前急救发展的成功经验，编写了《院前急救质控手册》。《院前急救质控手册》既是本市院前急救人员的行为准则，也是院前急救行业内的质量监督和评估标准。这些省、市和地区医疗改革实践、院前医疗急救质量控制以及管理运行机制调整的经验和教训可以为我们提供很好的借鉴。

比如，长江中游城市群院前急救医疗质量控制标准包括以下内容：

（1）急救中心（站）及网络医院基本要求。合法执业、签订合同与协议、组织管理、科室设置、特服号码、年出诊次数、院前急救工作建章建制、突发事件医疗救援预案健全、突发事件紧急医疗救援演练、突发事件紧急医疗救援与集会保障、院前急救医疗质量控制、回访、投诉、医疗纠纷处理机制健全、院前急救学科建设、急救服装及急救标识统一。

（2）院前急救调度指挥。通讯指挥平台建设、指挥调度职责和规范、各市（州）急救中心（站）须逐步建立与所辖行政区域内区（县）急救中心（站）及网络医院指挥调度信息共享平台或机制以应对突发事件医疗紧急救援、计算机调度系统信息齐全、调度员值班与交接班制度、调度员培训考核与例会制度、与城市其他突发事件应急体系通讯指挥联动、系统维护与保养制度健全、年设备更新与系统升级计划。

（3）院前急救医疗。医护人员配备、医护资质要求、执业要求、医疗核心制度与规范、院前急救医护须熟练掌握院前急救常见病多发病的医疗处置流程、医护正确书写医疗文书和使用维护车载医疗设备、院前急救医护须掌握突发事件应对能力、院前急救医护轮训与继续教育、急救中心（站）及网络医院药品管理符合国家有关法律法规、药品及医用耗材和医疗设备及装备采购与招标须符合国家招标法与当地卫生行政主管部门相关规定与要求、医护在院前急救过程中须符合法律法规和院前急救规范要求、各急救中心（站）及网络医院院前急救感染控制有专（兼）职管理人员来规范管理院前急救活动消毒清洗与防护工作、各急救中心（站）及网络医院须使用统一格式院前急救病历及相关医疗文书、各急救中心（站）及网络医院须开展周或月院前急救医疗质量检查与考核、对院前急救医疗质量缺陷及时下达整改通知、急救中心（站）及网络医院须有定期医疗质量系列活动、急救中心（站）及网络医院须建设和逐步完善院前急救应急物资储备库、急救中心（站）须建立医疗设备档案。

（4）院前急救车辆管理。驾驶员资质要求、急救中心（站）及网络医院须建立救护车档案、驾驶员从事院前急救活动须符合国家相关法律法规以及急救中心（站）各种规章制度与规范、急救中心（站）及网络医院须建立救护车安全员制度、救护车和车辆保险等采购须符合国家相关法律法规。

（5）急救中心（站）及网络医院基础建设。急救中心（站）及网络医院设置与建设应符合卫健委相关文件要求，符合当地医疗机构设置与卫生事业规划，急救中心（站）及网络医院建设急救中心（站）须符合《急救中心建设标准》，指挥调度系统基础建设。

（6）救护车、医疗设备与装备配备。各地急救中心（站）及网络医院依据当地经济社会发展水平与卫生事业规划，购置配备救护车，达到国家《急救中心建设标准》水平。根据城市突发事件应急特点与要求，可适当配备应急装备车、通讯指挥车等应急救援车辆。急救中心（站）至少需配备满足当班救护车运行使用的医疗设备与装备。有条件的，还须储备部分医疗设备与装备以应对维修与更换。依据政府投入情况，车载设备与装备配备逐步达到国家卫健委相关标准与要求。

（7）院前急救药品配置。急救中心（站）及网络医院至少须配备满足当班救护车一星期工作量需求抢救药品与消毒制剂，依托型与调度指挥型可以建立相应的机制，以满足当班车辆24小时药品补充需求，建立急救药物不良反应监测制度，有关处理流程。当班救护车药品配备可参考国家卫健委相关标准与行业内标准。院前急救抢救药品配制种类参考储备库药品配备：可以50人份为基数，根据自身条件储备1个或几个基数的药品储备，也可以采取与网络医院签署协议与合同委托储备。

（8）急救中心（站）及网络医院财务管理。院前急救服务收费需符合各地物价核定收费标准。救护车上须有主要收费项目公示牌，建立收费监管机制和投诉处理机制。财务运行实行成本核算，实施内部或外部审计制度，对经济运行进行定期评价和监控。内部收入分配须以绩效考核为目标，突出院前急救服务质量。专项资金使用须符合《中华人民共和国采购法》《中华人民共和国招投标法》等国家法律法规。须符合卫生行政主管部门和网络医院对资金使用要求，接受审计部门监管。

（9）急救中心（站）整改落实情况。院前医疗急救质量控制中心专家组在检查各地急救中心（站）时，提出建议整改内容。依据实际情况，在回访抽检或定期检查中检查整改落实情况。

院前医疗急救质量控制指标有：

（1）院前医疗急救处置率

定义：院前医疗急救是指由急救中心（站）和承担院前医疗急救任务的网络医院（以下简称急救网络医院）按照统一指挥调度，在患者送达医疗机构救治前，在医疗机构外开展的以现场抢救、转运途中紧急救治以及监护为主的医疗活动。院前医疗急救处置率是指在院前医疗急救过程中实施医疗处置（包括心肺复苏、气管插管、电除颤、心电监护、静脉输液等）患者总数占同期院前医疗急救患者总数的比例。

计算公式：院前医疗急救处置率 = 医疗处置患者数/院前医疗急救患者总数 × 100%。

（2）紧急医疗救援响应率

定义：紧急医疗救援响应率是指本行政区域内发生突发公共事件时，急救中心（站）和急救网络医院承担紧急医疗救援次数占同期突发公共事件总次数的比例。

计算公式：紧急医疗救援响应率 = 紧急医疗救援响应次数/本行政区域内突发公共事件总次数 × 100%。

（3）现场心肺复苏率

定义：现场心肺复苏率是指实施心肺复苏患者总数占同期呼吸心跳停止患者总数的比例。

计算公式：现场心肺复苏率 = 实施心肺复苏患者总数/呼吸心跳停止患者总数（具备国际 AHA 心肺复苏指南要求行心肺复苏术患者指征）× 100%。

（4）现场心肺复苏插管率

定义：现场心肺复苏插管率是指心肺复苏过程中行气管插管患者占心肺复苏患者总数的比例。

计算公式：现场心肺复苏插管率 = 完成气管插管数/心肺复苏患者总数 × 100%。

（5）现场心肺复苏电除颤率

定义：现场心肺复苏电除颤率是指心肺复苏过程中行电除颤患者占心肺复苏患者总数的比例。

计算公式：现场心肺复苏电除颤率 = 行电除颤患者数/心肺复苏患者总数 × 100%。

（6）现场心电检查率

定义：现场心电检查率是指院前医疗急救过程中实施心电监护或心电图检查患者数占同期院前医疗急救患者总数的比例。

计算公式：现场心电检查率 = 心电监护或心电图检查患者总数/院前医疗急救患者总数 × 100%。

（7）现场静脉通道建立率

定义：现场静脉通道建立率指在现场抢救时，成功建立静脉通道患者总数占同期院前医疗急救患者总数的比例。

计算公式：现场静脉通道建立率 = 建立静脉通道患者总数/院前医疗急救患者总数×100%。

（8）车载呼吸机使用率

定义：现场抢救或转运急危重症患者时，使用车载呼吸机患者总数占同期院前医疗急救患者总数的比例。

计算公式：车载呼吸机使用率 = 使用呼吸机患者总数/院前医疗急救患者总数×100%。

（9）及时派车率

定义：调度员接听完呼救电话挂机后，1 min 内及时派出救护车的总次数占同期总派车次数的比例。

计算公式：及时派车率 = 及时派出救护车次数/同期总派车次数×100%。

（10）及时出车率

定义：急救单元挂断调度员派车电话后，3 min 内救护车出发次数占同期总出车次数的比例。

计算公式：及时出车率 = 及时出车次数/总出车次数×100%。

（11）平均应急反应时间

定义：应急反应时间指调度员接听完电话挂机后，派出救护车到达呼救现场（包括到达患者楼前、患者所在其他场所及看见接车家属等）时间。平均应急反应时间指以月、季度、年为时间段，所有出诊应急反应时间占同期出诊总次数的比例，平均不超出15 min 达标。

计算公式：平均应急反应时间 = 应急反应时间总和/出诊总次数。

（12）院前医疗急救需求满足率

定义：急救中心（站）实际派出车数占同期接到有效呼救电话（排除恶意呼救）总数的比例。

计算公式：院前医疗急救需求满足率 = 实际派车数/有效呼救电话总数×100%。

（13）急救车辆完好率

定义：执行任务急救车辆完好出车次数（包括医疗舱电气、车载设备、通信设备等完好）占同期出车总次数的比例。

计算公式：急救车辆完好率 = 完好出车次数/出车总次数×100%。

（14）监护型救护车配置率

定义：急救中心（站）和急救网络医院按照国家相关标准配置监护型救护车占同期

救护车总数的比例。

计算公式：监护型救护车配置率＝监护型救护车车辆数/救护车总数×100%。

（15）清洗消毒合格率

定义：执行传染病转运急救单元按照要求对人员车辆等进行规范清洗消毒次数与同期转运传染病总次数的比例。

计算公式：清洗消毒合格率＝规范清洗消毒次数/转运传染病总次数×100%。

（16）甲级病历率与病案管理合格率

定义：甲级病历率指及时完成电子或文本病案的甲级病历数占同期总病历数的比例，一般以年、季度、月为时间段计算。病案管理合格率指按照国家要求审核、保存和统计的病案（包括音频、视频等）数量占同期总病案数量的比例。

计算公式：甲级病历率＝甲级病历总数/总病历数×100%；病案管理合格率＝规范管理病案总数/总病案数×100%。

（17）救护车信息化程度

定义：救护车信息化程度指在建有完善计算机调度指挥系统前提下，以救护车装备车载电话、无线寻呼、视频和医疗数据传输等通信终端的比例进行衡量。

计算公式：车载 GPS 装备率＝装备车辆数/同期救护车总数×100%；车载电话装备率＝装备车辆数/同期救护车总数×100%；车载无线寻呼装备率＝装备车辆数/同期救护车总数×100%；车载视频装备率＝装备车辆数/同期救护车总数×100%；车载医疗数据传输终端装备率＝装备车辆数/救护车总数×100%。

根据这些院前医疗急救质量控制评价标准和指标进行量化评分。质控中心定期进行质控通报、分析，组织院前医疗急救服务单位开展院前医疗急救质控讨论和技术培训，还要注意收集国内外院前急救服务与管理相关信息，追踪国际国内急救医学先进水平，加强本地区院前急救机构的交流与合作，组织人员定期修订、持续完善院前医疗急救质量控制评价标准和指标等规范性文件，从而提高院前急救管理水平和技术水平，促进本地区院前急救事业的发展。

6. 急救中心（站）要加强业务培训和管理，不断提高呼叫响应水平、全程转运速度和患者处置能力

加强院前医疗急救学科建设，各院前急救医疗中心（站）要制定鼓励院前医疗急救专业人员开展院前急救医疗技术创新政策措施，引导院前急救专业人员开展院前医疗急救技术创新，不断增强院前急救现场救护、途中救护的专业能力，提高抢救成功率，对于医学新技术引进将评审、科研课题申报、科研成果评审等方面向院前急救专业予以倾斜，充分调动院前急救人员钻研业务、提升能力的积极性。建立、健全、落实院前急救人员岗位培训制度，以常见急症现场初步处理常规、各种创伤现场初步救治常规、现场心肺复苏、搬运和护送规范等为重点，通过经常性岗位技能培训，不断提升院前医疗急救专业队伍的医疗救护、突发事件处置和紧急医疗救援能力。

总之，对于急救中心（站）和承担院前医疗急救服务任务的网络医院，执行涵盖了院前医疗急救、通信调度指挥、车辆转运、突发事件应急医疗救援以及院前急救质量控制和评估等所有重要内容的院前医疗急救质量控制标准和指标；强化主要由救护车工作人员行为规范和工作规范、通信调度人员工作规范、诊疗常规、突发事件应急救援规范、病历书写规范、救护车药械配备规范等组成院前医疗急救服务规范；细化加强主要包括病历管理、药械管理、通信设备维修、车辆管理等内容的院前急救内部管理；规范丰富包括各类人员的岗前培训、复训、岗位培训和继续医学教育等内容。对于急救中心（站）和承担院前医疗急救服务任务的网络医院上级管理部门：须加强院前急救规范化管理，除了强化院前医疗急救服务的公益性，加大院前医疗急救服务投入，使院前急救服务与"五大中心"建设依附院内急救服务均衡化、同质化发展，使救护车辆设备和医务人员能很好满足市民需求以外，要加强管理规范，更新服务理念，建立规范化的管理体系；规范院前急救行为，建立院前急救管理行业性标准，细化从接警到派出救护车、现场紧急救治、转运和医院内衔接等作业流程和基本标准，建立统一、客观、科学的考核管理标准，实施科学评价和管理；在各地多年来院前急救发展的基础上，按照城市的规模、服务人口数量等，科学确定相应院前急救资源配备的基本标准，鼓励有条件地区提高资源配置水平；组织制定具有较强实用性的院前急救各种病症的临床救治路径标准，统一诊疗常规和技术操作规范，并定期更新，作为院前急救的业务指南；可尝试建立社会监督评价机制，引入第三方评价，客观公正地评价院前急救资源的配备情况、运行情况，加强对政府履行公共管理职责和对院前急救机构服务管理的监督管理，提高资源的利用效率；另外，可充分利用有限资源，施行医疗救护员管理制度，细化相关政策规定，保障医疗救护员合法定位、权利和义务，与医务人员构成急救小组，逐步替代现有的医护人员、驾驶员、担架员分工方式，走专业复合技能型的院前急救人才培养方向等，以便全面持续提升我国院前医疗急救服务质量。

参考文献

1. 中华人民共和国国家卫生和计划生育委员会. 院前医疗急救管理办法. 2013-10-22. https：//www. 21wecan. com/jypx/kzlm1/wshyzyjngf/tyzy_733/yljhy/zygl_775/201508/t20150817_2642. html.

2. 国务院办公厅. 关于推进医疗联合体建设和发展的指导意见. 2017-04-23. http：//www. gov. cn/ zhengce/content/2017-04/26/content_5189071. htm.

3. 国家卫生健康委办公厅. 国家医学中心和国家区域医疗中心设置实施方案. 2019-01-10. http：//www. nhc. gov. cn/ewebeditor/uploadfile/2019/01/20190125165755286.

4. 国家卫生和计划生育委员会. 院前医疗急救管理办法. 中国乡村医药，2014，2：85-86.

5. 武秀昆. 有关非院前急救医疗用车问题. 中国急救医学, 2014, 34 (7): 672.

6. 陆峰, 李明华, 吴德根, 等. 国外院前急救分类救护系统现状及其在我国的应用展望. 中国卫生资源, 2013, 16 (1): 74 - 76.

7. 崔巍. 院前急救管理模式探讨. 成都医学院学报, 2014, 9 (1): 90 - 91.

8. 顾小萍. 120 今后不再担负非急救任务. 南京日报, 2016-03-02. http://news.cqnews.net/html/2016-03/02/content_36450891.htm.

9. 唐键, 李冠东, 唐晓军, 等. 常熟市开展非急救医疗转运社会化服务的探索. 中国卫生资源, 2015, 18 (3): 197 - 199.

10. 吕传柱, 王伟, 王金忠, 等. 院前急救与胸痛. 实用休克杂志, 2018, 2 (2): 66 - 70.

11. 王一镗. 努力加强和提高 "第一时段" 救治的质量. 中国急救医学, 2003, 23 (2): 94.

四、完善院前院内急救衔接机制

☞ 原文

推动院前医疗急救网络与院内急诊有效衔接，落实医院首诊负责制，规范院前院内工作交接程序，整合相关科室，建立院前院内一体化绿色通道，提高救治效率。有条件的地区可建设院前医疗急救机构和胸痛中心、卒中中心、创伤中心、危重孕产妇救治中心、危重儿童和新生儿救治中心实时交互智能平台，推行急诊急救一体化建设。

☞ 解析

1. 院前与院内有效衔接的重要性日益彰显

急救医学的发展使各大医院的急救工作日益显示出其重要作用和地位，救治对象多为急、危、重症患者。院前急救是急诊科的先锋队，院内急诊科是急诊的桥头堡，ICU和专科是大本营，三者相互依从，构成一个完整的急救生命链。但院前、院内急救链接存在严重的"断链"现象。因此，建立院前、院内急救衔接制度，做好院前急救和院内急救之间的联系衔接和合作配合工作是十分重要的。两者得当的衔接是保证患者得到优质服务的基础，对维护医院正常工作秩序和社会治安起到至关重要的作用。针对疾病的整个病理生理过程，通过建立急诊与院前良好的衔接，在急诊平台上实现多学科合作、协作、融合，实现战线前移，实现信息互联互通，才能有效缩短发病到确切治疗的时间，真正实现病死率"拐点"，同时促进急诊医学亚专科发展。为进一步提高院前和院内协同救治能力，应加强急诊多学科合作，构建科学、合理、高效的急诊急救体系。

胸痛中心、卒中中心和创伤中心等中心建设对院前急诊的依赖较高。近年来随着人口老龄化发展趋势、生活和工作压力提高，急诊的疾病谱出现了一些变化，主要表现在急性胸痛、急性卒中、多发创伤疾病呈逐渐增加趋势。中心建设是目前已验证的有效治疗模式和管理体系，强调通过区域急救网络的建设，将先进救治理念、规范的救治流程延伸到院前和社区，优化急危重症救治流程、患者转运流程，无缝衔接院前院内信息沟通、实现患者信息共享，进而全面提升区域救治水平。近期研究显示，2001—2011 年，中国急性心肌梗死患者数量翻了两番，但未接受再灌注治疗的患者比例无显著降低，住院死亡率和并发症也并未得到明显改善。据研究报道，急性缺血性脑卒中患者中最终只有 2.4% 接受溶栓治疗，远远低于发达国家水平。实践证明，在急诊与院前急救体系的专业化、规范化、信息化和多学科协作等系统问题没有得到有效解决之前，急诊相关中心建设往往遇到现实瓶颈，难以获得学科协同效益，也难以真正实现病死率的"拐点"。

"单打独斗"式建设模式已成为卒中、胸痛和创伤中心进一步发展的重要瓶颈之一，也限制了诸如心肺复苏、中毒等亚专科学科发展。针对疾病的整个病理生理过程，通过建立急诊与院前急救大平台，在一个平台上实现多学科合作、协作、融合，实现战线前移，实现信息互联互通，才能有效缩短发病到确切治疗的时间，真正实现病死率"拐点"，同时促进急诊医学亚专科发展。

2. 急诊与院前急救大平台建设

国家卫生健康委员会医政医管局委托中华医学会急诊医学分会开展《进一步加强急诊与院前急救的大平台建设的指导意见起草工作的函》(国卫医资源便函〔2017〕363号）的工作既是深入贯彻落实党中央重要指示，也是推进"急诊与院前急救大平台建设"加快实施的重要举措。急诊与院前急救的发展迎来重大历史机遇。

相对于急诊科—急诊 ICU 之间的衔接通畅度，院前和院内的衔接一直是急诊链条的瓶颈，随着数据化和信息化的发展，通过大数据、信息化手段，实现院前院内救治一体化，整合院前—急诊—专科救治链条的高速和畅通，以"时间轴"为主要质控标准，极大缩短患者医疗接触时间、提高救治效率，以期实现《"健康中国 2030"规划纲要》提出的"人人享有规范、高效的基本急诊急救资源"这一伟大目标。不仅如此，既运用"互联网＋"优化现有医疗服务，又丰富服务供给，同时急诊大平台建设也是一个与时俱进，坚持创新和整合的工程。

急诊大平台致力于将院前急救和院内急诊（急诊科＋急诊 ICU/专科）整合为规范化、高效率的多学科一站式服务模式，整合专科力量，搭建急危重疾病救治大平台，在看得见的空间和场所上，搭建一套看不见的多学科急救协作机制和流程，并通过信息化手段为这些机制和流程提供支持、监管和持续改进。按照专业化、规范化、信息化、现代化、国际化标准建立的急诊急救大平台，既是当今急诊急救医学模式发展的必然选择，也是卒中、胸痛、创伤等专病中心救治模式和亚专科发展的重要基础。

基于此，院前和院内的衔接以"急诊与院前急救大平台"理念为基础，建立"一横一纵"的救治模式，以横向和纵向的模式进行急诊医疗资源整合。完成信息自动集成及智能分析共享，实现急救管理可视化、医疗信息数字化、医疗流程最简化，并制定完善的急诊急救相关病种的抢救标准，实现快速诊断及科学救治。

急诊与院前急救大平台建设是科学的"集成创新"。大平台的建设，具有典型的集成创新特点。大平台犹如一部现代智能手机，智能手机是集打电话、照相、录音、移动支付等多种功能为一体的集成商，这些功能并不是手机的原创功能，但是手机作为载体平台，将这些功能完美融合在一起。而我们所要建立的急诊与院前急救大平台就犹如现代的智能手机，将医疗的各个非原创功能融合到一起，打造属于我们的智能医疗融合模式，急诊医学就是"集成商"。急诊科为包括院前急救、心血管内科、心血管外科、神经内科、神经外科、创伤外科等所有临床专科和医学影像科、超声医学科等辅助科室提供大平台。同时也促使先进医疗技术充分融合在一起，从而更好地为急危重患者服务。

急诊与院前急救大平台建设需要建立"台"字理念。我们所打造的大平台将充分为临床各专科提供展示平台，发挥其所长，实现真正多学科融合的"一站式医疗服务体系"。我们要改变目前体制下的"九龙治水"会诊体制，改变各专科"独舞""独唱"局面，实现大平台上"集体舞""大合唱"。急诊大平台就是"集体舞""大合唱"的大平台，疾病救治"时间轴"就是"合舞""合唱"的主旋律，而纵向制定的各种急危重症的衔接流程就是我们共同遵循的行为准则。

急诊与院前急救大平台建设需要建立"围"字理念，急诊与院前急救大平台建设基于围急危重症救治理念，建立"围创伤期""围脑卒中期""围胸痛期"救治模式，打造急危重症救治链，包括"创伤救治链""卒中救治链"和"胸痛救治链"。胸痛平台能够早期识别 STEMI 的高危特征，进行诊断及治疗，能进行经皮冠状动脉介入治疗（percutaneous coronary intervention，PCI），可开展 ECPR + PCI；卒中平台可在开展静脉溶栓基础上，进行机械取栓、球囊成形与支架置入、动脉溶栓等神经介入手术、颈动脉内膜剥脱手术、颈动脉血管成形和支架置入术、颅内血肿清除术、去骨瓣减压术、脑室引流术、动脉瘤夹闭手术、动脉瘤血管内治疗、动静脉畸形手术及血管内治疗等。创伤平台具有损伤控制性手术及确定性外科处理能力，可提供创伤杂交一体化救治服务。整合并植入急诊疾病最新指南与专家共识、信息技术、大数据、人工智能于救治链，实现"互联网 + 急诊"，打造一体化科学诊治体系。

该大平台通过互联网信息化，实现区域内医疗资源及患者伤情资源信息共享，实时了解本区域内可利用的急诊急救医疗资源（如相关疾病救治资质的医院数、可利用的急诊 ICU 床位数、可出动的救护车数等）及伤情资源（患者数量、受伤机制、病情严重程度）。该大平台通过建立"患者救治登记系统"，实时将院前救治患者状态、救治情况、患者的救治信息、实验室检查及辅助检查结果与院内急诊科、ICU、专科同时同步共享，以利于院内救治人员在患者到达前提前做好准备，使院前急救与院内救治无缝衔接。急诊与院前急救大平台充分利用院前特种专车（胸痛车、卒中车等），车内具有可视系统，与平台实时共享信息，同时接受院内小组指导。特种车携带院内先进的医疗技术及设备，将急救战线快速前移，如快速床旁检验设备（POCT）、简易床旁超声仪、急诊与院前急救大平台APP，甚至血液净化设备、移动CT、体外膜肺氧合器（extracorporeal membrane oxygenerator，ECMO）等投入院前使用，促使疾病的早期诊断治疗，大大缩短从发病到接受确定性治疗时间。大平台以"患者为中心、多学科共享"为原则，从胸痛、卒中和创伤入手，建立针对急危重症疾病的救治流程与机制，整合各专科专业技术人员，从而使大平台下，各专科高效协作，进而改善患者救治预后。在该大平台下，可实现围危重患者的早期干预、现场转运、急诊诊断与处置、术前准备、决定性治疗和超早期康复一体化救治。由于"患者救治登记系统"的应用，实时将现场、途中、抢救、诊断、实验室检查及辅助检查与院内共享，同时通过与院内专家实时互动，以利于早期明确患者的诊断，进而利于超早期干预；早期预警系统RRT的应用，以利于超早期发现危重症患者，进而有利于早期干预。急诊与院前急救大平台以相关疾病最新救治《指南》及《专家共识》为基础，建立专业、规范、统一、可实施、电子化菜单式救治路径，套餐式、可选择的标准化医嘱；以时间线为抓手，实时对患者救治每个过程进行监测、质控；根据质控结果持续改进救治手段，从而最大程度改善患者的预后。在该大平台下，通过互联网、5G技术，指导基层急诊急救救治与重大灾难事故的远程救治，同时定期对社会公众进行紧急救助培训。

急诊与院前急救大平台建设将在传统的急诊分区基础上进行改造，在急诊科建立"零通道"（zero channel）""大红区""大黄区""移动红区"及"从呼叫第一时刻"开始的信息化网络平台。

（1）在院前和院内之间建立"零通道"理念

"零通道"是相对绿色通道建立起的新概念，针对病情危重急需确切性治疗患者而设计的特殊通道，例如多发创伤、急性心肌梗死、急性脑卒中等急危重症。主要包含"零"空间、"零"时间、"零"流程。"零通道"是衔接院前与院内的重要桥梁，是整个"围创伤期""围卒中期""围胸痛期"的重要组成部分，是整体救治时间轴能否真正缩短的关键，它主要体现在以下三个方面：

1）"零"空间

"零通道"在空间维度上的体现，院前现场启动急救系统，对于需要紧急手术的患者直达手术区，而需要紧急复苏的呼吸心跳骤停患者直达复苏单元，随着对时间轴和时间窗的要求越来越严苛，"零通道"会直达更多的区域或单元，最大程度地缩短了从"患者发病"到"确切治疗"的空间距离，这是"零通道"物化的实物体现，即"救命手术，畅通无阻"。

2）"零"时间

"零"时间是"零通道"在时间维度上的体现，最大程度地缩短各类危重患者的救治时间轴。随着技术的进步，例如移动 CT 车、胸痛车的出现，使得我们可以将疾病的"诊断"与"治疗"提前，将院内步骤前移至院前，缩短患者和有效治疗的时间窗，"零通道"的建立克服了院内有效治疗的延迟，即"无缝衔接，分秒必争"。

3）"零"流程

由于直达手术区与复苏单元，加之患者信息已于院前各步骤相应录入完毕，传统的"接诊"流程便可以省去。患者检查、检验结果亦已共享至院内，完善了传统的"术前准备"流程。由于信息实时共享及远程可视系统的应用，患者在转运途中，院内相应团队已制定了完备的治疗方案并待命等待患者。患者抵院后，立即可以"零"流程接受抢救治疗。"零"流程不是没有流程，而是流程已前移、完善与简化。另一方面，患者可以"先诊疗后付费"，摒除以往先付费后治疗的流程，即"简化流程，化零为整"。

（2）建立"大红区"与院前的衔接

衔接"大红区"与院前的现场，提高抢救效率和"大红区"准备力度，"大红区"包含了复苏单元、急诊 ICU、手术区及标准红区（抢救间）。"大红区"中的各区均"门对门"畅通。手术区内含一体化复合杂交手术室或介入导管室或普通手术室与清创室。复苏单元内拥有 ECMO 设备，可以完成 ECMO + CPR（ECPR），结合大平台手术室，实现 ECPR + PCI。"大红区"相对独立，但又与其他各区直接相通，更重要的是拥有直达的"零通道"。

（3）建立"大黄区"与院前的衔接

"大黄区"除满足日常急诊黄区工作外，特设胸痛单元、卒中单元和创伤单元等"单元区"。对于病情特殊的患者，例如创伤、胸痛或卒中患者，可从院前现场开始建立"大黄区"间联系，经救护车直接可达相应各单元门口，由急诊大平台下院内相应小组专门监护及救治，单元区直通"大红区"内各分区，病情加重或需要手术时，可直达各区。

（4）建立"移动红区"概念

"移动红区"就是可移动的救命单元，配备心电监护仪、除颤仪、抢救车、心肺复苏机、呼吸机等抢救设备及移动影像检验工作站。在移动影像检验工作站配有包含移动 CT、移动超声与 POCT 等设备，从院内移到院前。

（5）建立"从呼叫第一时刻"开始的信息化网络平台

该信息化网络平台以"时间轴"为把控要点贯穿整个临床救治过程。平台接线员通过手机、固定电话、可视化视频设备及各类院前急救 APP 系统等来指导患者及家属进行自救或抢救，从而确保患者及家属能在从呼叫第一时刻开始到首次医疗接触这个时间盲区内获得专业急救指导。院前急救人员是最先接触患者的，自接到患者及其家属呼救第一时刻开始所有的过程都要记录在信息平台系统中，所有登记的信息都会在一个信息平台上共享。院内医疗人员在信息网络平台载体"急诊手机或 IPAD"等上可以看到院前的一切信息数据，并且能将这些信息数据导入到患者的院内电子病历中。患者入院后自急诊接诊开始，整个诊治过程都会记录在信息平台系统中，所有记录采取菜单式勾填选项，方便医师快速记录。在院内救治过程中，针对不同病种，我们都会设置有相应的救治标准，在电子信息系统治疗栏中有下拉菜单，可进入各种疾病的治疗套餐，有单纯病种治疗套餐，也有合并其他疾病的治疗套餐，并根据最新国内外指南制定、完善救治标准。信息管理平台客观、真实、准确、及时、完整、突出重点地记录了患者整个院前、院内急救过程，实现了记录功能、医疗资源信息共享功能、医学信息数据库功能、医疗质量警示功能、直报和医疗质量控制功能。

依托"从呼叫第一时刻"开始的信息化网络平台，首次提出"从呼叫到确切治疗的时间"，如"呼栓时间""呼球时间"等。相对"门栓时间""门球时间"等，"呼栓时间""呼球时间"一方面体现了一体化救治理念，更符合疾病的病理生理过程；另一方面，急诊救治战线前移，可以显著缩短门诊到确定性治疗的时间，以急性缺血性卒中为例，"门栓时间"甚至可以缩短到零。

急诊与院前急救大平台建设通过"围""台""集成创新"，实现了"物理的融合"即空间和时间的融合，以及"化学的融合"即发生化学反应式的融合。在医院行政协调下，各专科与急诊充分融合，接到指令第一时间进入平台救治。大平台建设实现了区域急诊急救医疗资源的统一管理、院前急救战线前移与院前院内救治的无缝衔接、多学科高效协作与高效运行、围危重期患者的早期识别干预和超早期康复、急危症规范化救治路径和持续改进、急诊急救远程教育和公众急救知识普及，最终迎来急危重症救治病死率"拐点"，最大程度降低发病率、病死率，改善患者预后。

3. 院前和院内的设置与运行

（1）构建"急诊与院前急救大平台 APP"，实现"平战结合"。日常推送急救常识与大型疾病预警（流感等），做好急诊出院患者随访与预后观察；急病时患者可从 APP 一键激活平台系统，实现"救治从呼叫第一时刻开始"与"急救知识进社区"等。

（2）通过信息化平台，"互联网＋急诊"可视化系统实现院前救治情况同步实时传输，并使院前院内无缝连接，数据自动上传及共享，自动生成覆盖院前的急诊病例，院内中心小组值班团队指导院前急救的诊治。

（3）院前急救通信系统应当具备系统集成、救护车定位追踪、呼叫号码、呼救位置显示、计算机辅助指挥、移动数据传输和无线集群语音通讯等功能。

（4）标准版平台按照就近、就急、满足专业需要、兼顾患者意愿和平台资源地图的原则，合理制定患者转诊方案和转诊路线。作为区域内平台医学中心，与普及版平台进行有效合作，构成区域内网络，并不断完善区域救治体系。

（5）标准版平台实行 24 小时开放，承担来院急诊患者的紧急诊疗服务，为患者及时获得后续的专科诊疗服务提供支持和保障。

（6）标准版平台应当具备与本平台要求的医院级别、功能和任务相适应的场所、设施、设备、药品和技术力量和制度保障，以保障工作及时有效地开展。

（7）标准版平台应当满足院内救治医疗资源在一个平面，该平面具有多通道、多出入口特点，便于急诊资源共享。

（8）标准版平台横向建设应当设立急诊黄区（含专门单元），"大黄区"内建立胸痛单元、卒中单元和创伤单元等"单元区"，专病专治，救治优先。并临近影像化验检查等急诊医疗依赖较强的部门。急救中心（站）入口应当通畅，设有救护车通道和直升机、救护车专用停靠处，并设有专门的"绿色通道"，危重患者可快速得到救治。

（9）标准版平台横向建设应当设立"大红区"。"大红区"包含了复苏单元、急诊ICU、手术区、标准红区及"移动红区"，手术区建立杂交一体化手术室，同时可备做介入手术室和（或）救命手术室，实现 ECPR + PCI。"大红区"应当合理布局，有利于缩短急诊检查和抢救距离半径。并设有专门的"零通道"，使危重患者可以得到最快速的救治。

（10）标准版平台应当有醒目的路标和标识，以方便和引导患者就诊。由于信息实时同步于平台系统，免去医院挂号、收费环节，救治流程坚持抢救患者优先的措施，鼓励微信等新型支付平台，鼓励"先诊疗后付费"。

（11）标准版平台院内与院前急救实时共享患者信息，以急诊 MDT 形式保障患者获得连贯医疗的可及性。

（12）标准版平台横向设计要求明亮，通风良好，候诊区宽敞，就诊流程便捷通畅，建筑格局和设施应当符合医院感染管理的要求，同时设立伤员洗消区和救护车洗消区。

（13）标准版平台移动红区应当临近急诊分诊处，应当备有急救药品、器械及心肺复苏、监护等抢救设备，具有必要时施行紧急外科处置的功能。

（14）标准版平台具有完善相关检查的移动辅助设备，结合移动红区可随即转化为抢救单元。

（15）标准版平台应当根据急诊患者流量和专业特点，依托现有观察病床设置"大黄区"胸痛单元、创伤单元、卒中单元等，收住需要临时观察的患者，观察床数量根据医院承担的医疗任务和急诊患者量确定。留观时间原则上不超过 72 小时。

（16）急诊与院前急救大平台配置链接信息平台的专属设备（智能手机或平板电脑等），建立急诊与院前急救大平台信息系统，实现院前急救、转运、院内诊疗信息一体化。

（17）标准版平台作为本区域急诊医学中心应具有较高临床救治能力，胸痛平台能够早期识别 STEMI 的高危特征，进行诊断及治疗，能进行经皮冠状动脉介入治疗

（PCI），可开展 ECPR + PCI；卒中平台可在开展静脉溶栓基础上，进行机械取栓、球囊成形与支架置入、动脉溶栓等神经介入手术、颈动脉内膜剥脱手术、颈动脉血管成形和支架植入术、颅内血肿清除术、去骨瓣减压术、脑室引流术、动脉瘤夹闭手术、动脉瘤血管内治疗、动静脉畸形手术及血管内治疗等。创伤平台具有损伤控制性手术及确定性外科处理能力，可提供创伤杂交一体化救治服务。

（18）标准版平台提供的大数据具有分析及总结能力，有助于开展临床和基础研究，完善急救教学、科研和预防工作。

（19）标准版平台质量控制指标可实现自动抓取，医院平台质量控制管理委员会定期（每两周）召开质量控制反馈会议，建立持续完善的改进机制以急诊与院前急救大平台（海南）包括区域内标准平台救治单位（即海南医学院附属医院），和东、西、中、南部分各一所普及版平台救治单位实现网格化与同心圆区域救治体系，平台实时掌握区域内灾情、伤情、病情和急诊医疗资源情况，实现"合理分流，上下分治"。

4. 预期效果与目标

（1）通过"急诊与院前急救大平台"的建设，建立真正意义的以区域为中心的急诊急救网络体系。

（2）通过"急诊与院前急救大平台"的建设，打造出"以患者为中心"的高效、快速救治、多学科协作的急危重症救治新模式，打破现有院内急救中各专科的"单打独斗"模式，在大平台上实现共舞，实现资源整合。

（3）通过"急诊与院前急救大平台"的建设，将突破原有的诸如"门球时间""门栓时间"等，建立"呼叫第一刻开始"的救治模式，延伸为"呼球时间""呼栓时间"，极大缩短发病到接受确定性治疗的时间。救治水平达到欧美国家标准且进行局部赶超，在中国乃至全世界的院前急救领域进行并跑、领跑。打造中国急救特色，建立中国式急救创新体制。

（4）通过"急诊与院前急救大平台"的建设，研发"急诊与院前急救大平台APP"，实现"平急结合"，实现"互联网 + 急诊急救"可视化系统，应用 5G 技术提供远程医疗服务。

（5）通过"急诊与院前急救大平台"的建设，完善急诊与院前急救大平台信息系统，进而实现院前急救、转运、院内诊疗信息一体化信息共享平台。

（6）通过"急诊与院前急救大平台"的建设，提高我国急诊急救信息化水平，实现灾情、伤情的实时直报。院前、院内、专科、医院以及各级行政主管部门乃至国家卫健委等根据信息权限，实时掌握病种发生发展、处置状况和各横断面的所有信息、数据图表、趋势图等。

（7）通过"急诊与院前急救大平台"的建设，实现军民融合一体化救治体制。

（8）通过"急诊与院前急救大平台"的建设，最终迎来急危重症救治病死率下降的"拐点"，进而最大程度降低发病率、病死率，改善患者预后。

五、提升公众急救技能

☞ 原文

各地要建立辖区公众急救培训管理体系，制定培训计划，统一培训内容，整合急救中心（站）、红十字会、公立医院及社会化培训机构等多方力量，开展针对社会公众的心肺复苏等基本急救技能培训。探索将急救常识和基本急救技能培训内容纳入公安民警、消防救援人员、公共交通工作人员等重点人群在岗培训。积极开展中小学急救常识普及，推广高中生、大学生基本急救技能培训，有效提升全人群自救互救能力。

☞ 解析

2013年《院前医疗急救管理办法》第二十九条提到，急救中心（站）和急救网络医院应当向公众提供急救知识和技能的科普宣传和培训，提高公众急救意识和能力。

2020年《关于进一步完善院前医疗急救服务的指导意见》提出，社会公众急救技能广泛普及，这一点非常之重要。因为急救不可能只靠专业队伍，应是人人都要掌握一些基本的急救技能。因为，即使配备再多的专业急救人才队伍也永远无法满足"第一时间、第一目击者现场急救"的需要。所以《意见》第十三条提出提升公众急救技能的要求。我们将从以下3个方面进行具体解读。

1. 完善公众急救培训管理体系

公众现场急救是指非专业人员基于救助的目的，对突发急症患者或事故现场的伤员进行现场救治的急救活动，其急救行为可防止病情进一步恶化，维持伤病员的生命、改善病情、减轻伤员的痛苦。现场急救是急救医疗服务体系重要的一部分，也是最前沿的部分，它为患者接受院内进一步救治创造条件、提供机会。

据统计，我国针对心脏骤停（cardiac arrest，CA）患者的心肺复苏（CPR）培训合格的公众不到全国人口的1%，而美国和法国分别为33%和40%。大、中型城市中CPR实施率平均为4.5%，而美国和瑞典分别为46.1%和46%~73%。院外心脏骤停患者的生存率不到1%，远远低于欧美国家的10%~12%。《健康中国行动2019—2030年》明确提出：到2022年和2030年，心脑血管疾病死亡率要分别下降到209.7/10万及以下和190.7/10万及以下，鼓励开展群众性应急救护培训，取得培训证书的人员比例分别提高到1%及以上和3%及以上。

（1）培训的组织者

发达国家公众急救培训主要由心脏协会、麻醉与重症监护协会及红十字会承担，急救培训导师在从事公众培训工作前必须经过严格的专业技术训练，并取得相关专业教师资格证书方可执业。这些急救导师必须及时了解国际急救知识、急救技能的最新指南和相关政策信息，并定期接受有关部门的再培训、资质再认证后重新上岗。在我国，急救培训开展起步较晚，最初开展急救培训工作的是红十字会，20 世纪 80 年代以后全国各地广泛建立综合医院、急救中心和急救站，逐渐开展对公众的培训工作。近些年，部分城市的疾控中心、医学院校也加入到急救培训的队伍中来。目前我国参与公众急救培训的组织机构包括：红十字会、医院、"120" 急救中心（站）、医学救援协会、医学院校、疾控中心、国外培训机构中国代理公司等。除此之外，社会上许多医学专家也都在积极地参与到急救培训项目。比如，何忠杰教授发起的"白金十分钟全国自救互救志愿服务联盟"、祝益民教授围绕现场反应人的"五个一工程"、王立祥教授牵头的"全国心肺复苏普及进亿家工程：525 + 工程"、吕传柱教授牵头的公众心肺复苏普及和 AED 规范化布局的"龙华模型"和"琼中模型"等，都成为中国红十字系统以外的公众心肺复苏普及的完善与补充，对于中国的公众急救培训工作起到了积极的推动作用。

（2）培训内容和方式

目前开展的培训，大部分都是依靠医疗机构、红十字会、医学院校走入社区、企业、机关、中小学校进行培训，或者以上单位组织受培训人员前往红十字会等培训机构进行受训，现有的培训模式往往会受到培训场地、设备的限制，导致百姓演练、实操的机会不多，以致最后学而不精，难以在事发现场对患者提供有效救助。其次，各家机构各自开展培训，相互之间缺少交流与沟通，并且培训内容、时长不统一。现今，国内培训内容主要分 2 种，第一种是面向大众的单一内容培训（如心肺复苏术、自动体外除颤仪、失血包扎、创伤救护基本技能、常见意外伤害、内科急症等的其中一种或多种），培训时间短。第二种是面向大众的多元化内容培训（如同时学习心肺复苏术、自动体外除颤仪、创伤救护、常见意外伤害等四项基本技能，考试合格者发放救护员证），时间较长。其次培训机构所使用的设备设置标准不统一、培训场地面积标准不一，培训出来的质量必然不同。场地大小也会影响到实操效果。因此各家机构培训质量均不一致。有些培训单位没有专门的培训机构或部门，有培训任务时临时组织几名老师开展培训。

（3）培训师资

面向公众普及急救知识与技能，传播健康文化，医防融合，应是医护人员的天然职责。因此，应倡导全体医护人员，尤其是基层医务人员积极参与公众急救培训，成为主力军、宣传员，"急诊人"在其中应起到主导者与引领者作用。同时接受热心于公益、有志于急救培训的社会志愿者参与。

足够的公众急救培训导师是提高区域内社会公众急救培训率的关键，加强公众急救培训师资队伍建设极为重要。培训中心要建立完善的急救培训导师师资库，完善培训导师细化管理。建立健全师资培训档案，进行注册管理和教学跟踪，组织继续教育和评教活动，提升培训教学水平。保证急救培训师资队伍的稳定性。同时，加强培训导师能力培养，建立培训导师"实战化"培训模式，缩短急诊专业和非急诊专业培训导师差距。

（4）经费保障

各级政府应加大财政投入力度，并设有公众急救培训专项经费作为支持。同时，全国各级红十字会、应急办、医疗机构、医学院校应争取多方的公益基金投入，确保公众急救培训经费充足。《深圳经济特区医疗急救条例》于 2018 年 6 月 27 日通过，自 2018 年 10 月 1 日起施行。其中第四十七条规定"市、区卫生健康部门应当制定医疗急救培训计划，免费向公众提供医疗急救知识与技能的普及培训。培训可以通过购买服务的方式实施，费用纳入财政预算"。在 2019 年 1 月 20 日全国"120"急救日宣传活动中，针对我国公众急救知识缺乏的问题，时任国家卫健委医政医管局的焦雅辉副局长表示："国家将加大财政投入，完善急救体系，普及公民急救知识，将卫生应急纳入国家基本公共卫生服务健康教育项目"。社会捐赠、公益基金和医疗器械厂商的公益支持等社会资源也是全民参与的重要组成部分。因此，在严格遵守国家法律法规的前提下，在保证培训的公益性和科学性的原则下，鼓励和吸纳有社会责任感的团体和个人加入公众急救培训体系。

最终，我们要建立统一的公众急救培训管理体系，由政府主抓设立办事机构。办事机构可以设在各级急救中心（站），建立一整套培训机构管理制度，制定培训机构准入资质标准、从业师资标准、培训标准。地方培训机构应当向同级急救中心（站）报备。急救中心（站）每年定期对报备单位培训资质进行复审，复审不合格的单位取消培训资质，新加入的培训机构应该向同级急救中心（站）报批，符合准入资质的可以开展培训。各级急救中心（站）利用其自身优势，完全可以担当主导作用，建立统一的行业管理规则、知识培训体系，规范培训质量。成立专门的行业委员会，根据循证医学研究及参考国际标准制定我国急救培训指南，制订全国统一的培训教材，培训内容要全面。红十字会、卫健委、应急办要加强对公众急救培训工作的统筹指导，定期开展检查评估，严把考核发证关口。从根本上真正建立一套完整的公众急救培训体系，从而真正达到降低国内猝死患者发生率、创伤患者致残率，提高患者生存率，为全国公众提供生命安全保障。

2. 重点人群的在岗培训

除了坚持深入基层，面向群众，面向家庭与社区，面向学校，面向企业、工厂等单位，公安民警、消防救援人员、公共交通工作人员等特殊职业群体是公众急救培训的重点对象。

（1）公安民警的急救培训

随着经济的发展，社会的进步，社会治安形式也变得愈来愈复杂。暴力恐怖袭击、治安事件、暴力袭警、自然灾害等事件的频繁发生，使得急症和各种意外事故有了明显增高的趋势，这对人民群众的生命安全构成了巨大的威胁。如果对这些急症和事故不能采取有效的现场急救，就有可能导致一些可以挽救的生命丧失最佳的救治机会。然而，上述需要急救的情况多发生在医院之外，现场没有专业的医护人员和专业的设备，我国目前还不具备专业救护人员在短时间到达所有现场实施急救的医疗条件，绝大部分地区的急救事业并不发达，尤其是非专业人员的现场生命支持急救能力非常欠缺。由于急救知识和能力的欠缺，常有因最初的目击者不懂得急救方法或者错误地采取了急救措施，从而导致在寻求专业急救的过程中耽误了抢救的时间和时机。世界卫生组织统计的资料表明：全世界每年创伤患者的 20%，因未能得到及时的现场救治而死亡。所以，发病或事故现场最早的目击者对急重症伤病员的救护，在现场急救中占很重要的地位。公安民警往往是作为"第一目击者"出现在现场，因此，警察掌握急救技能显得尤为重要。公安民警作为"第一目击者"到达现场，不仅要控制嫌疑人、保护现场、固定证据，还担负着救治伤病员的责任。《中华人民共和国人民警察法》第二十一条规定：人民警察遇到公民人身、财产安全受到侵犯或者处于其他危难情形，应当立即救助。所以，警务现场急救能力是每个公安民警必须具备的能力。公安民警在工作过程中，受伤流血甚至是牺牲的情况经常发生，正如在 2017 年全国公安系统英雄模范立功集体表彰大会上，习近平总书记所指出的：和平年代，公安队伍是一支牺牲最多、奉献最大的队伍，大家没有节假日、休息日，几乎是时时在流血、天天有牺牲。近年来，虽然自我保护的观念正在被基层公安民警所接受，但是在实际工作中，部分公安民警的自我保护能力不强、现场急救能力确实也有待提高，当遇到需要现场急救的紧急情况时，他们很难采取有效的急救措施自救或者互救。所以，加强公安民警的急救知识与技能培训是必然的。公安部现已将现场急救科目列入《公安系统人民警察实战基础训练大纲》和《公安系统人民警察实战基础训练教程》之中。

公安工作的性质和特点，决定了警务应急救护从教学内容、师资要求、培训模式、应用领域、考核评价等方面都既不同于面向医疗卫生人员的专业型急救，也不同于面向普通民众的普及型急救。有效提高公安民警应急救护培训质量与实战应用能力，关键在于完善基于公安实战需求的应急救护培训体系。具体来讲，主要是"学"和"用"两个方面。第一，研发具有公安特色、针对性强的培训课程，将应急救护培训内容与警察执勤执法工作深度融合，做到训用一致。第二，改进教学方法和训练模式，切实提高应急救护培训的实效性，健全公安民警实施应急救护的激励机制和保障措施。在此过程中，还应充分学习借鉴欧美发达国家和我国港台地区在军警应急救护培训与实战应用方面的先进经验和做法，构建符合我国警察执法执勤特点，科学、规范、高效的应急救护操作流程。首先，应根据不同岗位民警的工作需求和培训目标的差异对急救知识和技能进行梳理整合，由急救医学专家和公安实战部门共同开发分层次、有针对性的模块化应急救护培训课程。例如，针对派出所民警、巡警日常工作中遭遇突发疾病和意外伤害较多的特点，重点掌握心脑血管疾病、昏厥、癫痫、中暑、烧烫伤、溺水等急救处理措施；对于交警、刑警而言，要求能够熟练掌握止血包扎、骨折固定等创伤急救技能，能够对多人伤亡的现场进行检伤分类、安全转运怀疑有脊柱损伤的伤员；对担负反恐处突和维稳任务的特警而言，则需要熟练掌握在战术环境和复杂条件下刀刺伤、枪弹伤、爆炸伤的自救互救技术和伤员转运方法，培训目标和考核标准都应高于普通警种，培训时间也需要相应延长。其次，随着工作的开展，警务人员应急救护的培训内容也应及时更新调整，根据国内外现场急救理论和实践研究的最新成果，删减陈旧的知识点，增加与现代警务工作密切相关的新内容。如突发暴恐事件警察应急救护，化学、生物、放射、核武器、爆炸事件中的急救处置与防护，自动体外除颤仪的熟练使用，伤员检伤分类等。第三，改进教学模式，建立健全激励机制和保障措施，切实提高民警应急救护实际应用能力，有效解决"不敢用""不会用""不规范"的问题。可以采取建立警务应急救护师资培训基地，选拔具有丰富公安工作经验和一定应急救护基础的公安民警，依托专业的院前急救机构对其进行系统性、有针对性的培训，并且严格按照标准化的操作程序进行考核，确保师资在教学活动中的规范性和一致性。此外，应急救护培训应充分利用各种先进的信息化技术，如互联网技术、虚拟仿真技术等，强化实景教学，全方位提高受训民警的应急救护实战应用能力。最后，学习借鉴欧美发达国家的急救培训经验。1996年，美国特种作战司令部制定了一套适应战场创伤救护的指南，首次开设了战术作战伤员救护（tactical combat casualy care，TCCC）培训课程，经过20多年的应用与发展，该课程已被证实能够在作战中更好地救治伤员，有效减少人员伤亡的发生。

（2）消防救援人员的急救培训

我国火灾和自然灾害频发，造成的人员伤亡比较大，现场救护任务重。消防部门作为灭火与应急救援的骨干力量，通常第一时间到达事故现场。因此，消防员必须具备一定的医疗救护能力。目前，消防部门的救护能力还不足，尤其是培训体系还不完善，不能满足实际需要。因此，消防部门需要提高救护培训水平，建立健全救护培训体系。据统计，近年来许多国家消防部门的紧急医疗服务出动已经超过了灭火出动。根据2008年修订的《中华人民共和国消防法》，消防部队是应急救援的专业化队伍，除了防火监督、宣传培训、灭火救援外，还担负着各类灾害事故的救助。作为专业化救援队伍，消防部队具有其他部门和社会组织不可比拟的作用。在发生灾害事故时，消防救援队员迅速出警，往往较其他人第一时间赶到灾害现场。如果灾害现场有大量伤亡人员，消防力量不可避免地要参与现场的医疗急救，这就要求消防救援人员必须具有一定的现场医疗急救知识和操作能力。抢救严重创伤者的最佳时间是伤后 1 h 以内，心脏骤停抢救的黄金时间是最初的 4 min。因此，只有具备较强的现场医疗急救能力，才可能维持患者最基本的生命体征，提高患者的生存率，降低致死率和致残率。

目前，国内消防救护培训主要有以下几种类型。

1）依托于各级红十字会进行培训，主要是基础培训，培训时间为 16 h，考试合格后颁发救护员证。培训的主要内容包括现场急救原则、止血、包扎、固定、搬运、心肺复苏、呼吸道梗塞急救法以及火灾、触电、溺水、煤气中毒、地震等意外伤害的应急救护技能。此项技能针对性不强，不能完全满足消防人员日常任务的需要。

2）依托于各消防总队的培训。新进入消防救援队的新人学习伤员搬运术，但由于不同入伍时间、不同入伍部队，学到的搬运术也各不相同。

3）与当地医院合作培训。由于现在各地政府都有联动机制，同时政府、医院也认识到消防部门参与院前急救具有到场速度快、能进入复杂事故现场进行救护、具有全天候作战能力等优点，所以医院和消防之间已经进行了合作，由医院对部分一线消防员进行救护技能的培训，教会其一些基本技术，但由于现在联动机制比较完善，一般情况下消防部门只需将伤员转移至安全区域移交给"120"即可。

4）现在的许多警察院校开设了急救相关课程。例如，中国人民武装警察部队学院开设了《灾害现场救护》课程，也开设了《基础生命支持》选修课。考试合格后，可获得美国心脏协会颁发的急救证书。

我国的消防救护培训还存在许多不足。首先，红十字会对消防人员的急救培训严重不足，时间短、内容简单。其次，由于受培训后很少复习，并且实践中运用的机会也不多，以至于培训结束一段时间后会遗忘一些急救知识和技术，以及动作不规范，导致消防救援人员的培训效果不好。最后，由于社会对消防救援人员的资质认可度不高，使得消防救援人员学习急救技能的热情度不够。

为了改善和加强消防救援体系建设，需要做到如下几点。

1）建立合格的培训场地，配备齐全培训器材。培训场地应模拟现实灾害场景来建设，并且配有饮食和住宿区。器材除了应包括绷带、三角巾、止血带等简易器材，还应配备手套、口罩、袋装面罩或人工呼吸面膜、圆头剪刀、钳子、AED（自动体外除颤仪）等急救常用的器材，甚至还可以配备急救用的药品。

2）设置合理的课程。课程包括：灾害现场救护医学基础、常用创伤救护技术、心肺复苏术、火灾现场救护、化学事故现场救护、交通事故现场救护、建筑坍塌事故现场救护、野外事故现场救护、综合演练 9 项内容。

3）设立三级消防救援人员。一级消防救援人员，需要掌握灾害现场救护医学基础、常用创伤救护技术、心肺复苏术、火灾现场救护、化学事故现场救护、交通事故现场救护、建筑坍塌事故现场救护、野外事故现场救护的全部内容。二级消防救援人员需要掌握灾害现场救护医学基础、常用创伤救护技术、心肺复苏术、火灾现场救护、交通事故现场救护的内容。三级消防救援人员只需掌握心肺复苏、止血技术、包扎技术、骨折固定技术即可。

4）规范考核方法和内容。由消防单位委托三甲医院和省红十字会联合考核。分为理论和实操 2 部分。考核成绩由考官结合受训者的操作及回答问题情况予以评定。

（3）公共交通工作人员的急救培训

随着私家车、农用车、公交车、大货车等交通工具的广泛运用，随之而来的交通事故时有发生。由于在交通事故中当事人和目击者大多是驾驶员，所以在交通事故中充分发挥驾驶员特殊群体的作用，对提高急救成功率、减少伤亡率有很大的帮助。从控制交通事故的发生以及增强救治伤员的能力两个方面着手，才能将伤员死亡率降低。急教专家多次呼吁应在包括驾驶员的特殊人群中率先普及 CPR 和包扎、止血、固定、搬运四大急救技术，以提高社会人群对突发灾难事故和疾病的应急能力。

交通事故是突发事件，伤员在很短的时间内可能发生致命的损伤。有些损伤如大出血、脊椎骨折、脑部损伤等，患者由于损伤过重，就会引起昏迷、休克甚至呼吸心跳停止。而人的大脑在缺血缺氧的情况下，几分钟内就能引起脑部不可逆的坏死。如果抢救不及时、不得当，就会延误病情导致死亡。因此，抓住抢救的黄金时间是抢救伤员的关键。驾驶员是交通事故中最常接触的见证者，如果他们有着丰富的院前急救知识和经验，那么他们在面临自身或别人的交通事故中，就会沉着冷静并且快速地作出应对措施。拨打急救电话的同时，在等待救护车间隙就可以发挥自己第一目击者的作用，给自己或别人必要的初步抢救，以便缓解伤情，保住生命体征，为进一步救治提供宝贵的机会。

我国急救知识与技能培训缺乏更多意外伤害发生率较高的人群参与，对公安民警、消防救援人员、公共交通工作人员、保安人员、导游、教师、建筑工人等特殊职业的急救知识培训不够，我国的国情与其他发达国家有较大的不同，对全民普及现场急救知识必须分层，有组织、有梯度地逐步进行。只有加大对以上特殊职业的人群的培训力度，让他们成为急救知识传播的中坚力量，才能起到以点带面的作用，从而推动我国急救事业的不断进步，提高我国公众急救技能。

（4）学生群体的急救培训

在我国，我们从幼儿园、小学、中学、大学，再到社会就业，都没有机会学习、实践急救相关的知识与技能，这是我国健康教育的一个短板。提高全民的健康素养，普及急救知识与技能，甚至将急救培训纳入学历教育，无疑是一项战略性工程。

中小学生是祖国的未来和希望，正处于成长和发育的阶段，求知欲望和接受能力强。但是，由于中小学生活泼好动，时常导致校园中意外发生，学校作为学生接受教育的主要场所，通过一定的教育手段，提高中小学生的急救能力，将会大大减少意外发生的死亡率及致残率，并且对于促进中小学生的健康成长，提高社会效益具有重要的意义。《健康中国行动（2019—2030年）》明确提出实施中小学健康促进行动，把学生健康知识、急救知识，特别是心肺复苏纳入考试内容，把健康知识、急救知识的掌握程度和体质健康测试情况作为学校学生评优评先、毕业考核和升学的重要指标。

通过调查发现，不仅仅中小学生急救技能普及率低，具有更高学历层次的高中和大学院校的急救技能普及率依然不高。同时调查发现，在大学生有关急救知识和技能普及上存在一些问题。首先，大学生急救知识与技能普及状况不平衡，大学生日常急救知识知晓程度参差不齐，这可能与大学生多从网络、电视中获得的急救知识碎片化，未经过系统的培训有关。其次，大学生普遍认为学习急救知识很有必要，但学习兴趣和自信心不高。最后，很多大学生的施救意愿不强烈，自身会有很多担心，比如：没有自信能对伤员进行施救、担心传染性疾病、怕背黑锅等。尽管出现诸多问题，但是不可否认大学生作为青年群体思维活跃、接纳新知识快，对急救知识、技能培训也具有很高的热情。开展大学生急救知识与技能普及实践教学，能够使学生掌握正确的急救方法与技巧，提高其面对意外伤害事件时的心理应对能力和紧急处理能力，有助于挽救患者生命，提高院前抢救率，减少二次伤害。更重要的是，学生经过培训并走向社会后，能够更为广泛地传播急救知识，带动社会各类人群熟练掌握相关急救知识和技能，以"滚雪球"式的效应为全国公众健康水平的提高做出巨大贡献。

由于小学生身体发育不完全，自身是没有能力对伤员进行操作施救的，所以对于小学生主要是以急救知识宣传教育为主，并懂得一些最基本的急救技能。例如，如何进行呼救，如何拨打"120"以及一些简单的包扎。让小学生了解学习急救知识的意义，并对急救有个初步认识。在培训小学生的过程中可以同时将学生家长也纳入进来，让更多的群众了解急救，参与急救。对于初高中、大学生，我们要整合学科、专业、师资等资源，坚持将实际问题与学生健康需求相结合，有计划、系统地开展急救知识与技能的普及培训。①加强对急救知识与技能的系统教育，通过军训、体育课等课堂系统开展急救知识与技能的学习。②加强急救知识与技能普及宣传。通过社会实践、志愿服务、校园文化、新媒体等加强普及宣传，特别要加强对日常急救常识的宣传，转变学生对生活中急救常识的错误认知。③充分利用好社会资源，与红十字会、急救中心（站）、各大医学院校、社区卫生服务中心建立长期合作，利用互联网大数据，运用情景模拟等大学生接受的方式开展急救知识和技能培训，逐步提高急救知识与技能的普及覆盖面，提升学生整体急救知识与技能水平。

3. 法律保障

我们在做好公众急救培训的同时，也要熟悉相关法律，做法律的宣传员。很多群众在面对伤员的时候，由于担心法律责任问题而不敢施救，就算施救往往也是畏手畏脚，错过了最佳的抢救时机。近年来，国家和地方层面都进行了多种形式的尝试，在循序渐进的过程中不断完善相关细节。2013年8月1日，《深圳经济特区救助人权益保护规定》作为全国首个保护救助人权益的专门法律正式生效。随后杭州、北京、上海相继制定了类似的地方性规定，其中2016年7月由上海市十四届人大常委会第三十一次会议表决通过的《上海市急救医疗服务条例》首次提出"社会急救免责"，此条例明确规定"紧急现场救护行为受法律保护，对患者造成损害的，不承担法律责任"，与此前的地方法规相比免责涵盖范围由具备医疗急救专业技能的个人扩大到了不具备专业技能的普通施救者。《民法总则》第184条规定"因自愿实施紧急救助行为造成受助人损害的，救助人不承担民事责任"，填补了过去对紧急救助行为的免责保护的法律空白。2020年，由第十三届全国人民代表大会第三次会议通过并授权颁布的《中华人民共和国民法典》第184条再次强调"因自愿实施紧急救助行为造成受助人损害的，救助人不承担民事责任"。同时，湖南省为现场救护单独立法。这些国内的"好心人"法，让我国公众面对院外急诊患者时敢救、愿意救，保障了我国公众急救技能的普及。

参考文献

1. 王坤，刘兰秋，王亚东. 试论公众现场急救. 首都医科大学学报：社会科学版，2008，1：187-188.

2. 张文武，徐军，余涛，等. 关于我国公众急救培训体系建设的探讨. 中国急救医学，2019，39（4）：309-312.

3. 中华人民共和国国务院. 国务院关于实施健康中国行动的意见. 2019-07-15. http://www.gov.cn/zhengce/content/2019-07/15/content_5409492.htm.

4. 何忠杰，宁波，张志成. 建立中国人自己的急救日——急救白金十分钟全国自救互救活动日. 中国急救医学，2014，10：961-962.

5. 祝益民，刘晓亮. 现场救护需强化三个"一"理念. 中华急诊医学杂志，2016，25（8）：997-999.

6. 赵达明，王鹏，李国伟. 美军战术作战伤员救护解读. 临床军医杂志，2013，41（9）：961-964.

7. 袁东哲. 公安民警现场急救能力培养研究. 辽宁警察学院学报，2017，19（4）：85-90.

8. 邵珠旭，张鹏，王振雄. 消防救护培训体系的构建研究. 消防技术与产品信息，2018，31（9）：78-81.

9. 余青原. 现场急救培训教学实验效果研究. 武警学院学报，2017，33（2）：47-49.

10. 王野，李运建. 对城市特殊人群的院前急救培训探讨. 西藏医药，2001，22（B07）：19-21.

11. 方娴，金笑笑，谢慧玲，等. 某医科大学临床医学专业大学生健康素养知晓率及影响因素研究. 中国社会医学杂志，2016，33（2）：144-147.

12. 杨志，张晓东，吴肃，等. 开展学校应急救护教育活动实践探讨. 环球市场，2018，20：220.

13. 吕艳敏，邓小芹. 社区小学生中开展急救知识进校园活动的实践研究. 人人健康，2018，20：14-15.

14. 贺礼兵，熊俊岚，邢琪琛，等. 大学生心脏急救培训与相关法律意识调查及对策. 医学教育管理，2018，4（5）：424-428.

15. 童玲，李静，杜彦瑶，等. 互联网背景下大学生急救知识与技能普及模式研究与实践. 现代医药卫生，2020，36（8）：1255 - 1256.

16. 殷国安. 纳入中小学考试普及急救就该"从娃娃抓起". 云南教育（视界综合版），2019（2）：32 - 33.

17. 顾璇. 论我国院前医疗急救的国家层面立法. 医学与法学，2014，6（3）：36 - 38.

18. 刘鑫. 国外好撒玛利亚人法及对我国的立法启示. 法学杂志，2017，38（9）：44 - 53.

19. 王海燕. 2016：立法引领改革拓新篇. 上海人大月刊，2017（1）：6 - 7.

20. 琚慧颖，左文轩，白璐，等. 善意急救免责主体和免责标准研究. 法制博览，2017（20）：65 - 66/62.

21. 潘天昊. 论《民法总则》第184条好人保护条款的应有构造. 法制博览，2018（2）：30 - 32.

第八章
"加强政策保障" 解析

一、推进标准化建设

☞ 原文

逐步完善院前医疗急救相关标准规范，统一院前医疗急救运载工具、装备标识和着装标准，规范急救运载工具、装备配置标准，制定院前医疗急救流程和技术规范，加强院前医疗急救服务质量控制，有效规范院前医疗急救行为。逐步建立统一的公众急救培训体系，提高自动体外除颤仪（AED）配置水平，完善公众急救支持性环境。

☞ 解析

2019 年的政府工作报告提出：加快发展社会事业，更好保障和改善民生。财政收支平衡压力加大，但基本民生投入确保只增不减。在医疗方面，政府工作报告提出，保障基本医疗卫生服务。作为医疗卫生服务体系的重要组成部分，院前医疗急救体系还存在一些短板，亟待加强标准化和规范化建设。对急危重症患者来说，院前、院中、院后是一个完整的生命救治链，哪一个环节出问题都不行，而院前医疗急救就是重要的第一环节。目前，我国院前医疗急救服务体系已经基本建成，但公共急救能力与人民群众日益增加的需求之间的矛盾仍然突出。医疗急救设施技术的覆盖面和普及度不足，成为制约院前医疗急救服务体系建设的突出短板。加快以"120"为代表的院前医疗急救体系的标准化、规范化建设势在必行。

首先，政府方面加大投入，装备具有监护、抢救、心脏除颤、远程互联互通功能的同质化、高性能的救护车辆，为城乡居民提供平等和同等质量的医疗急救服务。同时，要对院前医疗急救设施及技术的应用进行统筹谋划和有序推进，多渠道筹措和加大资金投入，鼓励社会资本进入，共同推动必备的医疗急救设施和技术尽快得到推广和普及。

其次，我们提出院前医疗急救的标准化，不仅包括院前医疗急救业务行为的标准化，急救中心（站）建设的标准化，也包括院前医疗急救管理以及急救车设备配置的标准化。急救车物品配置的标准化，除了根据院前医疗急救工作的需要配置统一标准的监护仪、除颤仪、心电图机、吸引器、简易呼吸机、血糖仪等必要设备外，重要的是要定期检查仪器设备的完好情况，以备不时之需，并建立台账。救护车上的物品必须做到严格的交接班，天天检查急救仪器性能是否良好，物品是否齐全，是否按要求严格地灭菌。细节决定成败，在事关人民生命安全的问题上我们提倡注重细节、把小事做细。《意见》要求逐步完善院前医疗急救相关标准规范，统一院前医疗急救运载工具、装备标识和着装标准，规范急救运载工具、装备配置标准，制定院前医疗急救流程和技术规范，加强院前医疗急救服务质量控制，有效规范院前医疗急救行为。这也正是要求在院前医疗急救的各个方面、各个环节，把工作做实、做细、做牢。

另外，院前医疗急救教育的标准化是急救医学发展的重要内容，这不仅包括专业的院前急救人员培训体系的标准化，还包括公众急救培训体系的统一化、同质化。《意见》指出逐步建立统一的公众急救培训体系，提高自动体外除颤仪（AED）配置水平，完善公众急救支持性环境。正是很好地诠释了这一方面工作的必要性，是推动健康中国行动落实的重要举措之一。为尽快缩小与发达国家的差距，必须要把急救还"救"于民，增强公众急救意识，培训公众急救知识与技能，树立公众"人人学急救，急救为人人"和"掌握 CPR 是日常生活的必备知识和技能"的理念，使公众"人人会急救"，并成为现场急救的主力军，从而提高我国 CPR 水平。同时更要强调 CPR 培训的同质性，课程培训的形式应该确保培训后学员对相关知识和技能的掌握没有显著差异。CPR 培训的培训面广，培训对象不一，对知识及技能的掌握范围和层次也不完全相同。要保证同质化教学并进行有效的质量控制难度很大。大量研究已经证实，以视频为主导，学练结合，小班教学的标准化教学模式，能够最大程度提供标准化知识和技能的培训，且学员收效最大，是目前国际上大规模标准化认证培训的首选方式。我国的 CPR 认证培训应该建立以标准化视频为基础的小班型（一定的导师学员比例）学练结合的课程体系，保证认证培训的教学质量和效果。随着信息技术的发展和人们学习方式的改变，网络课程教学和基于网络课程的混合式教学模式也逐渐成为临床技能教学的新宠。学员可以在线安装网络标准视频课程进行理论教学和急救思维培训，然后再完成规定培训学时后进入培训中心，或社区、家庭练习使用简易模型，最后再到培训中心进行预约考核，考核通过后颁发急救证书，完成整个教学过程。这种新的培训方式机动灵活，方便快捷，普及推广迅速，业已成为未来 CPR 认证培训的重要补充和方向。因此，建议我国 CPR 的认证培训采用以上两种主要形式。今后，随着移动通讯终端、互联网技术的发展，CPR 培训形式还可以进一步拓展和丰富，使受训人员参加、掌握更加便捷。

加强公众急救培训规范化管理，要按照"统一教学大纲、统一技术标准、统一考核标准、统一发证管理"的要求，坚持理论知识讲授与救护技能实际操作相结合，不断优化培训课程设置，规范培训教学管理，强化监督指导，提升培训质量。红十字会、卫健委、应急办等要加强对公众急救培训工作的统筹指导，定期开展检查评估，严把考核发证关口。

此外，在很多发达国家，AED 已成为与消防设施同等重要的公共设施，与之相比，我国的普及数量还有限。因此，需要加快 AED 在全社会的推广，特别是在机场、车站、医院、图书馆、体育馆等人群密集、需求较大的公共场所要加大投放力度。AED 的安装密度，应当满足 "4 min 距离"。鼓励广大民众学习 AED 的使用，对已经配备了 AED 的公众场所的责任单位相关人员以按照 1 : 10 的比例来进行 AED 使用培训，确保有足够多的人员能够有效使用 AED 进行急救抢救。因此，加大 AED 配置投入，开展 AED 和 CPR 的普及性培训，科学规范指导 AED 布局使用，营造公众参与急救的社会氛围，是推动健康中国行动落实的重要举措之一。

二、拓展人才发展平台

☞ 原文

进一步完善卫生专业技术资格考试急诊医学（中级）专业考试大纲，兼顾院前医疗急救工作特点，职称晋升中侧重考查专业性、创新性和院前临床综合服务能力。鼓励各地推动急救中心（站）与医疗机构建立合作，探索建立院前急救医师转岗机制。

☞ 解析

院前医疗急救体系中的人才队伍建设至关重要，医师队伍建设是急救体系建设的核心，良好的人才发展平台更是医师队伍建设的土壤。目前，院前急救医学还没有自己的学科系列，从业人员的职业晋升基本是跟从急诊、全科等专业方向，必然产生较多 "所考非所习" 的情况。职称晋升难，则职业荣誉感和归属感差。《意见》要求进一步完善卫生专业技术资格考试急诊医学（中级）专业考试大纲，兼顾院前医疗急救工作特点，职称晋升中侧重考查专业性、创新性和院前临床综合服务能力。不仅可以解决院前从业人员的职称晋升问题，还可以增加职业归属感，因此建立新型或独立的院前医疗急救医师的职称晋升考评体系，有助于调动急救医务人员工作积极性，推进院前急救医学学科建设发展。

另外，目前我国院前急救中心（站）人才队伍建设存在几个问题：①人员紧缺，无法实行规范化培训。②高层次人才缺乏，专业技能水平低。③人才队伍断层，梯队建设遇瓶颈。④队伍不稳定，流失率高。《意见》鼓励各地推动急救中心（站）与医疗机构建立合作，探索建立院前急救医师转岗机制。可以让院前急救从业人员在职称晋升、业务水平、福利待遇等多个方面与临床医师看齐，从而使院前急救中心（站）人才队伍建设进入良性循环。

三、完善价格体系

☞ 原文

规范院前医疗急救收费项目，科学核算服务成本，与财政补助相衔接，合理制定和动态调整医疗服务价格，合理回收部分成本，保障院前医疗急救机构运行，引导公众合理急救需求。将符合条件的院前医疗服务收费项目纳入医保支付范围。

☞ 解析

院前医疗急救作为医疗系统的重要组成部分，其完善和先进程度体现着医疗安全的保障和紧急救援反应的水平，而急救收费作为院前医疗急救服务的重要内容，真正涉及社会群众的切身利益。急救收费是目前急救中心（站）运行资本的重要来源，其收费是否合理、规范也是衡量公益性事业良性发展的重要标准。院前医疗急救既需要发挥社会公益的属性，又要兼顾其经济效益从而促进院前医疗急救的可持续发展。

新常态的经济背景下，急救资源的不足愈发凸显。随着老龄化、家庭人口结构和就医观念的转变，急救需求呈现多样化，以搬抬为主的非急救业务快速上升。简单地执行政府指导价的收费方式显然无法填补急救中心（站）日常运营的资源缺口，已不适应社会发展的客观现实，也不符合各地区的现实发展需要。因此，在科学区分急救需求的基础上，制定多元化的收费标准，有效筹集并合理配置急救服务资源，是科学合理的现实选择，也是亟待解决的现实问题。对于急救服务，仍应坚持公益性，收费标准可实行政府指导价，但应增加体现资源投入和劳务付出的收费内容，体现急救服务的成本计算和人性化的服务成本考量。在医保政策的配合支持下，以不增加市民经济负担为前提，改变财政补偿途径，加强急救中心（站）运营经费尤其是劳务付出的补偿投入。对于非急救服务，应遵从市场经济的规律，实行市场协议价，充分利用价格杠杆的作用，减少非急救呼叫对于急救服务的巨大挤占，使非急救业务需求趋于理性，并使得相应资源投入稳步提升。另一方面，院前医疗急救服务的成本核算，应坚持固定成本和变动成本的统一，实行整体核算，并以此作为定价提供现实依据，在核算的过程中，应该注重全面、精确、科学的基本要求。以科学全面的成本核算作为收费机制的重点支点，才能保证收费机制设定的合理性。

《意见》既实现了院前医疗急救事业的可持续发展，又符合人民群众的切身利益。

四、调动人员积极性

☞ 原文

强化内部运行机制、人事管理制度改革，建立健全适应院前医疗急救行业特点的绩效评估指标体系，将考核结果与岗位聘用、职称晋升、绩效分配挂钩。充分考虑单位属性、行业特点、资金保障能力等因素，合理核定院前医疗急救机构绩效工资总量，在内部分配时重点向一线岗位、业务骨干倾斜。

☞ 解析

院前急救医师缺乏、医师聘用困难、流失率高是目前院前医疗急救所面临的困境，总结起来有以下几个特点：①工作条件艰苦，不管什么天气和时间，接到命令都必须马上出车；救治场所也较复杂，相当一部分是在公共场所，常会有群众围观，妨碍医师救治。②工作超负荷运转，随着社会的发展，城市院前急救业务量迅速增长，而急救人员的编配跟进工作滞后，为满足应急需要，各地急救机构都最大力度地安排紧急救治任务，急救人员加班工作成为常态。③工资待遇较低，目前急救人员与其他医疗人员相比，工资待遇不高，而且转运的患者繁杂，常有传染患者，在传染病暴发流行时，也是传染患者的指定转运者，但他们却没有享受相关的补贴补助。因此，如何调动院前医疗急救人员的积极性，是当前院前医疗急救工作的重中之重，是突破当前院前医疗急救发展瓶颈的关键节点。有专家指出，通过深化院前医疗急救薪酬制度改革来调动人员积极性，建议建立和完善院前医疗急救工作绩效考核机制，根据岗位设置，综合考虑工作强度、服务质量、运行效率、满意度等建立绩效评价指标。建立绩效工资动态调整机制，根据考核结果，实现绩效工资总量核定动态调整，给予适当的增量空间。建立适合院前急救岗位特点的绩效工资分配办法，工资分配向急救一线人员倾斜，主要与个人业绩、工作量、工作难易程度及风险、服务质量、服务效果等挂钩，鼓励医师、护士、驾驶员兼顾完成搬抬工作，同时获得相应搬抬报酬，体现多劳多得、优绩优酬、精简高效集约的理念，充分调动院前医疗急救医务人员的工作积极性。

《意见》从根本上调动院前医疗急救人员的积极性，通过人事管理制度改革，优化内部运行机制，建立完善、科学、合理的考核体系，进一步保障好院前医疗急救人员的权利和待遇。

五、保障救护车辆权利

☞ 原文

救护车在执行急救任务时，在确保安全的前提下，不受行驶路线、行驶方向、行驶速度和信号灯的限制。为救护车免费安装 ETC 车载装置，保障其不停车快捷通过高速公路收费站。

☞ 解析

对急救而言，时间就是生命。因此，救护车在执行急救任务时不受限，是缩短院前医疗急救"时间窗"的第一环节，也是至关重要的环节。救护车要想在城市畅行无阻，及时无误地将急救患者送到医院，还有很多工作要做。既要加大对恶意阻挡救护车通行车辆的处罚力度，也要为让行救护车提供宽松的环境。这不仅仅需要公众教育，更需要从法律法规层面上予以实现、解决。

《中华人民共和国道路交通安全法》规定"警车、消防车、救护车、工程救险车执行紧急任务时，可以使用警报器、标志灯具；在确保安全的前提下，不受行驶路线、行驶方向、行驶速度和信号灯的限制，其他车辆和行人应当让行"。法律赋予了执行紧急任务的特种车辆优先通行权。在处罚方面，《中华人民共和国治安管理处罚法》第五十条也明确规定：阻碍执行紧急任务的消防车、救护车、工程抢险车、警车等车辆通行的，处警告或者200元以下罚款；情节严重的，处5日以上10日以下拘留，可以并处500元以下罚款。

2013年，公安部交通管理局下发通知，要求各地公安交管部门采取有效措施，保障执行紧急任务的救护车、消防车、工程救险车等特种车辆的特别通行权利，建立完善应急处置工作"绿色通道"，最大限度地确保人民群众生命和财产安全。通知要求，各地公安交管部门要主动加强与公安消防、卫生、安全生产监管等有关部门的协作配合，对应急联动单位和救急的群众通过电话、短信、微博等形式向公安交管部门提出的求助，要树立"救急就是警情"的意识，第一时间接警，主动采取提供就近交通状况、信号灯调控、分流等措施积极协助。必要时，调动现场执勤民警疏导其他社会车辆避让。对情况特别紧急的，可派出警车开道引导急救车辆行驶。

2014年，国家卫生计生委办公厅《关于规范院前医疗急救管理工作的通知》中规定："救护车在执行任务时遵守道路交通有关法律法规，按规定使用警笛警灯"。

此《意见》措施更加具体、更加细化，意义更大。

参考文献

1. 田建广，张燕，周迥. 院前急救服务收费现状分析. 中国卫生产业，2016，13（18）：13－15.
2. 陈志，张文中. 我国院前急救人才队伍建设探析. 中国卫生人才，2020，（3）：16－21.

第九章
关于"组织实施"的解析

一、加强组织领导

☞ **原文**

各地要高度重视院前医疗急救工作，将院前医疗急救事业纳入本级卫生事业发展规划，切实加强组织领导，明确部门分工，强化政策协调衔接，统筹推进各项工作。各地要在 2020 年 11 月底前，制定完善院前医疗急救服务的具体实施方案，确保各项政策措施取得实效。

☞ **解析**

一分部署，九分落实。再好的目标，再好的蓝图，如果不沉下心来抓落实，也只是镜中花、水中月。由谁来抓落实，同样非常重要，习近平总书记强调，党政主要负责同志是关键，要做到重要改革亲自部署、重大方案亲自把关、关键环节亲自协调、落实情况亲自督察，扑下身子，狠抓落实。

我国现阶段实行的是"省—市—县—乡镇—村"的五级行政体制，院前医疗急救目前也相应按照"地市级急救中心（站）—县级急救中心（站）—中心乡镇卫生院—乡镇卫生院—乡村医师"的架构布局急救网络。卫生事业规划是推进卫生健康事业发展的行动纲领，是制定相关政策和安排相关项目投资建设的重要依据。因此，在中国特色社会主义制度下，在"健康中国"战略大背景下，在国家层面统一部署下，省、市、县、乡镇、村等各级党委、政府要高度重视，统筹经济、社会发展各项工作，将院前医疗急救事业纳入本级卫生事业发展规划，将院前医疗急救工作纳入党政重点工作，制定公共政策的过程要有健康的理念，出台的政策都要有利于形成健康的环境、健康的行为，政策导向是往健康方向的。同时，党政领导干部要切实加强领导，卫生行政部门和院前医疗机构负责人要认真学习文件，正确理解文件内涵，把握基本原则，积极有效落实文件要求。

由于历史、地域、经济、社会、文化等方面的原因，我国各地区、各省份、各城市之间以及城市和乡村之间，存在发展不均衡的问题，在院前医疗急救模式、医疗资源配置、服务人口数量等方面存在差异，如何因地制宜、注重实效，满足人民群众对院前医疗急救服务的需求，需要各地政府在推进落实指导意见中既要把握原则，也要实事求是；要认真调研，结合各地实际情况，制定各地具体的实施方案，确保各项政策措施落地、取得实效。

二、强化部门协作

☞ 原文

卫生健康行政部门要科学规划院前医疗急救网络布局，加强院前医疗急救人才培养，加强行业监管，确保院前医疗急救服务质量和安全。发展改革部门要积极改善院前医疗急救相关基础设施建设。教育部门要积极开展急救常识普及教育。电信管理部门、应急管理部门及消防救援机构要稳步推进与院前医疗急救调度系统的信息共享与联动，缩短响应时间。人力资源社会保障部门要会同卫生健康等部门保障急救中心（站）合理待遇。交通部门要制定完善保障急救车辆权利的相关政策。医疗保障部门负责统筹完善院前医疗急救服务价格和医保支付政策。

☞ 解析

党的十九大报告明确将医疗、人民健康与关乎民生的扶贫、就业、社会保障等问题一起，作为社会治理体系的组成部分，并指出："加强社会治理制度建设，完善党委领导、政府负责、社会协同、公众参与、法治保障的社会治理体制，提高社会治理社会化、法治化、智能化、专业化水平"。党的十九届四中全会审议通过了《中共中央关于坚持和完善中国特色社会主义制度、推进国家治理体系和治理能力现代化若干重大问题的决定》。健康治理是国家治理体系的重要组成部分，是指运用一系列政治、法律与制度手段，以正式和非正式相结合的网络化方式，分配健康治理参与者的权与责，体现公平、尽责、透明、开放、合作等基本价值准则，达到改善健康、促进健康、维持健康的连续过程。有研究显示，在同等投入的情况下，多元主体参与进行多要素协同治理取得的效果是单因素干预（即使其干预水平达到最佳水平）所取得效益的2倍。完善院前医疗急救服务体系基于健康治理理念，倡导多主体参与，跨部门合作。

横向方面，完善院前医疗急救服务涉及人、财、物等多方面的要素，涵盖基础设施建设、急救运载工具和装备配置、专业人才培养和急救队伍建设、信息化建设、科学调度水平、公众急救技能、标准化建设、急救收费、医保支付、交通出行等方面，涉及到卫生健康部门、发展改革部门、教育部门、电信管理部门、应急管理部门、人力资源社会保障部门、医保部门、交通部门等单位，因此，该指导文件由国家卫生健康委、国家发展改革委、教育部、工业和信息化部、公安部、人力资源社会保障部、交通运输部、应急管理部和国家医保局9个部门联合制定。

纵向方面，我国已形成完善的社会治理体系，完善院前医疗急救服务需要省、市、县、乡镇、村各级对应的政府机构层层推进、落实；需要"急救中心（站）站—县级急救中心（站）—中心乡镇卫生院—乡镇卫生院—乡村医师"五级急救网络加强协作。保证指导意见逐层落地、落实到基层。

交叉立体方面，完善院前医疗急救服务涉及到多个方面的工作，需要多个部门的共同参与。比如公众急救技能的提升：师资方面，需要红十字会、公立医院及社会化培训机构等多方力量；面向公安、消防、司机、导游等重点人群普及，需要公安部门、消防部门、公共交通部门、文旅部门等单位配合，出台相应政策，将急救技能培训纳入岗位培训要求；面向小学生、中学生、高中生、大学生等各类学生群体，需要教育部门将急救技能培训纳入教学计划和课程体系；急救技能培训学时、培训课程设计、培训认证、复训时间等问题，需要专业人员认真调研、反复研究、出台培训标准；贯穿其中的各类经费问题，需要财政部门大力支持，列入财政专项经费计划。

因此，院前医疗急救网络布局、院前医疗急救人才培养、行业监管、院前医疗急救服务质量和安全等院前医疗急救行业内的工作，由卫生健康行政部门负责落实。院前医疗急救相关基础设施建设，比如急救中心（站）新建、改建、扩建工程项目建设，需要科学决策、合理确定建设规模、统一标准；急救中心项目建议书的编制、评估、审核以及可行性报告；有关部门审查规划设计和对工程建设全过程监督检查等，都需要发展改革部门提供具体指导意见。急救常识普及教育进校园、进企业、进社区等需要教育部门在加强自身师生普及的基础上，发挥学校师资优势，积极走出去，面向社会普及。围绕时间就是生命，让信息多跑路、让百姓少跑腿，院前医疗急救工作信息管理系统、急救相关信息管理、急救系统监测预警、院前医疗急救网络与医院信息系统连接贯通、多部门信息共享与联动等院前医疗急救信息化建设工作，需要电信管理部门、应急管理部门及消防救援机构等密切配合，打通信息壁垒。为稳定人才队伍，院前医疗急救的专业人员包括医师、护士和医疗救护员，院前医疗急救队伍包括调度员、驾驶员、担架员等，在专业技术职务评审方面、岗位培训方面、职业生涯发展方面都要给予倾斜，需要人力资源社会保障部门制定具体指导政策。急救车在抢救患者中，会遇到高速通行收费、交通拥堵、红灯等待等耽误抢救时间的出行问题，需要交通部门制定完善保障急救车辆权利的相关政策。院前医疗急救项目收费、成本核算、服务价格、纳入医保支付范围等事宜，需要医疗保障部门统筹确定。

综上，与院前医疗急救工作相关的部门要立足于以人民为中心的执政理念，以完善院前医疗急救服务为出发点，强化部门协作，提高工作效率和效益。

三、开展社会宣传

☞ **原文**

各地要利用多种媒体形式，广泛宣传普及急诊急救知识，提高公众自救互救意识和能力。引导公众形成正确急救需求观念，合理利用院前医疗急救资源。树立、宣传先进人物和典型事迹，展现院前医疗急救工作者积极健康、无私奉献的精神风貌，营造全社会关心支持院前医疗急救发展的良好氛围。

☞ **解析**

《"健康中国 2030"规划纲要》指出："健康中国 2030"战略主题是"共建共享全民健康"，指出"要坚持政府主导与调动社会、个人的积极性相结合，推动人人参与、人人尽力、人人享有"。完善院前医疗急救服务，是一项涉及政府、市场、社会的系统工程，需要相关主体共同参与，形成合力。

时间就是生命，需要全社会共同守护。目前，我国的 EMSS（急救医疗服务系统）由社会急救体系、院前急救体系、院内急诊体系和重症监护治疗体系"四环"组成，社会急救体系是我国 EMSS 中最薄弱环节，也是最急需加快建设、不可替代的首要环节。当意外发生时，急救车、急救专业人员等专业力量无法第一时间内赶到，需要第一目击者及时施救。但现实情况是，面对院外患者时，公众不会救、不愿救的情况突出。

因此，我们要坚持生命至上、人民至上的原则，充分发挥宣传工作极端重要的作用，把人民群众的思想统一起来，把人民的智慧集中在守护生命的具体行动上来，加强精神文明建设，形成"人人学急救、急救为人人"的社会文化氛围。通过主流媒体如新闻联播、焦点访谈、人民日报、光明日报等，营造良好的舆论导向，塑造"生命相托分秒必争"的急救形象。通过传统媒体如电视、广播、书籍、横幅、宣传栏、宣传单页等，以及新媒体，采取线上线下相结合，拓展学习渠道，广泛宣传急诊急救知识，提高公众自救互救能力，让公众"会救"。宣传《中华人民共和国民法总则》《中华人民共和国民法典》等关于"因自愿实施紧急救助行为造成受助人损害的，救助人不承担民事责任"的条款，让公众明白紧急救助的重要性以及施救行为受法律保护；对见义勇为的行为进行鼓励，对不愿施救甚至诬陷他人的情况进行惩罚等；提高公众自救互救意识，让公众"愿意救"。

院前医疗急救资源包括急救中心（站）、急救车辆等急救运载工具和装备、急救人才队伍、工作信息管理系统等方面。我国地域辽阔，院前医疗急救资源相对不足、分布不均衡，尽管这些年有所发展，但仍不能满足人民群众多样化、多层次化的院前医疗急救服务的需求。公众要形成正确的急救需求观念，提高自身健康素养，合理利用院前医疗急救资源，不盲目拨打"120"急救电话，准确、快速表达急救需求，减少救护车等待时间等，避免院前医疗急救资源的浪费。

对于院前医疗急救相关先进人物及其典型事例，要全面展示人物经历和心路历程，树立有血有肉的院前医疗急救人员的形象，展示院前医疗急救人员无私奉献的精神风貌，让公众加深对院前医疗急救工作的了解，多一分理解和信任，更加尊重院前医疗急救人员，更加支持院前医疗急救工作，形成强大的社会支持系，提高社会资本，进而更好地促进院前医疗急救事业的发展。

四、开展考核指导

☞ 原文

各地区要加强对辖区内完善院前医疗急救服务实施情况监督检查，以问题为导向，综合评价辖区内院前医疗急救工作的进展和成效。国家卫生健康委要会同相关部门建立重点工作跟踪和定期监督制度，强化政策指导和督促检查，及时总结经验并定期通报工作进展。

☞ 解析

执行力是政府的生命力，是政府公信力的基石。政府执行力是建设人民满意的服务型政府的基础性条件，事关政府职能履行的效能。在我国"金字塔"形结构的政府体系中，基层政府处在底部位置，是体现政府职责要求的各项法规、条例、政策等的重要执行主体，基层政府执行力特别是其政策执行力，关系到整个政府的形象和公信力。

一个完整的政策生命周期，包括问题的认定，政策的出台、执行、评估、监控、调整、终结等环节。各项政策是否有效和实际效果如何，即是否达到预期目的、是否实现了既定目标任务和实现的程度，需要通过定期和不定期的监督、检查来考核评估。

通过考核，对提高政府效能和工作效率起到助推作用。在考核的过程中，要维持上级考核的权威性，否则，考核最终仍会流于形式，难有成效。要规范完善考核程序和方法，切实发挥考核的导向、激励和监督作用，指导各级地方政府进一步加强完善院前医疗急救工作。

关于考核设计，应坚持公平、客观、公益的服务原则。公平性原则是指在考核过程中，应结合各地区实际对其落实情况进行公平的考核和评估。客观性原则，要结合各地区的实际情况，不仅对各地区之间进行比较，还要对各地区内部前后的自身发展进行比较。公益性原则是指在考核过程中，不能因院前医疗急救服务带来的经济利益来评估其业绩，应根据其服务质量和社会效益来衡量其业绩。关于考核结构，应建立系统的国家级、省级、市级、县级、乡镇级的考核结构，自上而下逐级或跨级进行考核指导。关于考核指标，应明确、多元，相应的标准应规范、严谨，可与研究机构合作，设计出科学、合理、规范的考核指标。关于考核内容，要围绕总体要求、院前医疗急救网络建设、院前医疗急救人才培养和队伍建设、院前医疗急救服务能力、政策保障、组织实施等六个方面综合评估各地区院前医疗急救服务的政策落实情况。

对于完善院前医疗急救服务工作过程中的重点和难点问题，以及涉及到多个部门的工作，要会同相关部门建立工作台账，提出时间节点和要求，压茬推进。对于工作推进中涌现出的先进单位或个人，要及时总结经验，加强宣传和交流，以供其他地区参考学习。对于未能达标的地方政府予以惩罚，起到威慑作用，也在一定程度上提高地方政府的积极性。以此，全面、系统、整体推进《关于进一步完善院前医疗急救服务的指导意见》政策的落地。

参考文献

1. 武秀昆. 抓住院前医疗急救前所未有的发展机遇. 健康报，2020-10-19. http://www.jkb.com.cn/management/2020/1022/479125.html？from＝timeline.

2. 郑红. 社会资本视域下的健康治理. 山西能源学院学报，2018，31（4）：103－105.

3. 李昶达，韩跃红. 国外健康治理研究综述. 昆明理工大学学报：社会科学版，2017，17（6）：54－60.

4. SLAMA K. From evidence to practice：tobacco control effectiveness. Promotion & Education，2005，12：32.

5. 张文武，徐军，梁锦峰，等. 加快社会急救体系建设，打造"5 min 社会救援圈". 中华急诊医学杂志，2020，29（2）：156－158.

6. 刘家敏. 加强 120 急救体系建设的思考. 中国应急管理，2020，4：54－56.

7. 丁煌，李新阁. 干部考核作用下基层政府政策执行力的动力机制及其优化——以 A 省 B 市生态环保政策执行与考核为例. 公共政策，2019，5：109－118.

8. 李兵，吴子攀. 政策业绩考核：结果框架构造和结果指标选择探析. 中共福建省委党校学报，2019（2）：95－103.

9. 李海楠. 考核质量工作要确保政策执行到位. 中国经济时报，2013-6-10. http://jjsb.cet.com.cn/show_157181.html.

附录:

院前医疗急救管理办法

第一章 总则

第一条 为加强院前医疗急救管理,规范院前医疗急救行为,提高院前医疗急救服务水平,促进院前医疗急救事业发展,根据《执业医师法》、《医疗机构管理条例》、《护士条例》等法律法规,制定本办法。

第二条 本办法适用于从事院前医疗急救工作的医疗机构和人员。

本办法所称院前医疗急救,是指由急救中心(站)和承担院前医疗急救任务的网络医院(以下简称急救网络医院)按照统一指挥调度,在患者送达医疗机构救治前,在医疗机构外开展的以现场抢救、转运途中紧急救治以及监护为主的医疗活动。

第三条 院前医疗急救是政府举办的公益性事业,鼓励、支持社会力量参与。卫生计生行政部门按照"统筹规划、整合资源、合理配置、提高效能"的原则,统一组织、管理、实施。

卫生计生行政部门应当建立稳定的经费保障机制,保证院前医疗急救与当地社会、经济发展和医疗服务需求相适应。

第四条 国家卫生计生委负责规划和指导全国院前医疗急救体系建设,监督管理全国院前医疗急救工作。

县级以上地方卫生计生行政部门负责规划和实施本辖区院前医疗急救体系建设,监督管理本辖区院前医疗急救工作。

第二章 机构设置

第五条 院前医疗急救以急救中心(站)为主体,与急救网络医院组成院前医疗急救网络共同实施。

第六条 县级以上地方卫生计生行政部门应当将院前医疗急救网络纳入当地医疗机构设置规划,按照就近、安全、迅速、有效的原则设立,统一规划、统一设置、统一管理。

第七条 急救中心(站)由卫生计生行政部门按照《医疗机构管理条例》设置、审批和登记。

第八条 设区的市设立一个急救中心。因地域或者交通原因,设区的市院前医疗急救网络未覆盖的县（县级市），可以依托县级医院或者独立设置一个县级急救中心（站）。

设区的市级急救中心统一指挥调度县级急救中心（站）并提供业务指导。

第九条 急救中心（站）应当符合医疗机构基本标准。县级以上地方卫生计生行政部门根据院前医疗急救网络布局、医院专科情况等指定急救网络医院，并将急救网络医院名单向社会公告。急救网络医院按照其承担任务达到急救中心（站）基本要求。

未经卫生计生行政部门批准，任何单位及其内设机构、个人不得使用急救中心（站）的名称开展院前医疗急救工作。

第十条 急救中心（站）负责院前医疗急救工作的指挥和调度，按照院前医疗急救需求配备通讯系统、救护车和医务人员，开展现场抢救和转运途中救治、监护。急救网络医院按照急救中心（站）指挥和调度开展院前医疗急救工作。

第十一条 县级以上地方卫生计生行政部门根据区域服务人口、服务半径、地理环境、交通状况等因素，合理配置救护车。

救护车应当符合救护车卫生行业标准，标志图案、标志灯具和警报器应当符合国家、行业标准和有关规定。

第十二条 急救中心（站）、急救网络医院救护车以及院前医疗急救人员的着装应当统一标识，统一标注急救中心（站）名称和院前医疗急救呼叫号码。

第十三条 全国院前医疗急救呼叫号码为"120"。

急救中心（站）设置"120"呼叫受理系统和指挥中心，其他单位和个人不得设置"120"呼叫号码或者其他任何形式的院前医疗急救呼叫电话。

第十四条 急救中心（站）通讯系统应当具备系统集成、救护车定位追踪、呼叫号码和位置显示、计算机辅助指挥、移动数据传输、无线集群语音通讯等功能。

第十五条 县级以上地方卫生计生行政部门应当加强对院前医疗急救专业人员的培训，定期组织急救中心（站）和急救网络医院开展演练，推广新知识和先进技术，提高院前医疗急救和突发事件紧急医疗救援能力与水平。

第十六条 县级以上地方卫生计生行政部门应当按照有关规定，根据行政区域内人口数量、地域范围、经济条件等因素，加强急救中心（站）的应急储备工作。

第三章　执业管理

第十七条 急救中心（站）和急救网络医院开展院前医疗急救工作应当遵守医疗卫生管理法律、法规、规章和技术操作规范、诊疗指南。

第十八条 急救中心（站）应当制定院前医疗急救工作规章制度及人员岗位职责，保证院前医疗急救工作的医疗质量、医疗安全、规范服务和迅速处置。

第十九条　从事院前医疗急救的专业人员包括医师、护士和医疗救护员。

医师和护士应当按照有关法律法规规定取得相应执业资格证书。

医疗救护员应当按照国家有关规定经培训考试合格取得国家职业资格证书；上岗前，应当经设区的市级急救中心培训考核合格。

在专业技术职务评审、考核、聘任等方面应当对上述人员给予倾斜。

第二十条　医疗救护员可以从事的相关辅助医疗救护工作包括：

（一）对常见急症进行现场初步处理；

（二）对患者进行通气、止血、包扎、骨折固定等初步救治；

（三）搬运、护送患者；

（四）现场心肺复苏；

（五）在现场指导群众自救、互救。

第二十一条　急救中心（站）应当配备专人每天24小时受理"120"院前医疗急救呼叫。"120"院前医疗急救呼叫受理人员应当经设区的市级急救中心培训合格。

第二十二条　急救中心（站）应当在接到"120"院前医疗急救呼叫后，根据院前医疗急救需要迅速派出或者从急救网络医院派出救护车和院前医疗急救专业人员。不得因指挥调度原因拒绝、推诿或者延误院前医疗急救服务。

第二十三条　急救中心（站）和急救网络医院应当按照就近、就急、满足专业需要、兼顾患者意愿的原则，将患者转运至医疗机构救治。

第二十四条　急救中心（站）和急救网络医院应当做好"120"院前医疗急救呼叫受理、指挥调度等记录及保管工作，并按照医疗机构病历管理相关规定，做好现场抢救、监护运送、途中救治和医院接收等记录及保管工作。

第二十五条　急救中心（站）和急救网络医院按照国家有关规定收取院前医疗急救服务费用，不得因费用问题拒绝或者延误院前医疗急救服务。

第二十六条　急救中心（站）应当按照有关规定做好突发事件紧急医疗救援的现场救援和信息报告工作。

第二十七条　急救中心（站）和急救网络医院不得将救护车用于非院前医疗急救服务。

除急救中心（站）和急救网络医院外，任何单位和个人不得使用救护车开展院前医疗急救工作。

第二十八条　急救中心（站）应当按照相关规定做好应急储备物资管理等相关工作。

第二十九条　急救中心（站）和急救网络医院应当向公众提供急救知识和技能的科普宣传和培训，提高公众急救意识和能力。

第四章　监督管理

第三十条　县级以上地方卫生计生行政部门应当加强对院前医疗急救工作的监督与管理。

第三十一条　县级以上地方卫生计生行政部门应当加强急救中心（站）和急救网络医院的设置管理工作，对其执业活动进行检查指导。

第三十二条　县级以上地方卫生计生行政部门发现本辖区任何单位及其内设机构、个人未经批准使用急救中心（站）的名称或救护车开展院前医疗急救工作的，应当依法依规严肃处理，并向同级公安机关通报情况。

第三十三条　上级卫生计生行政部门应当加强对下级卫生计生行政部门的监督检查，发现下级卫生计生行政部门未履行职责的，应当责令其纠正或者直接予以纠正。

第三十四条　急救中心（站）和急救网络医院应当对本机构从业人员的业务水平、工作成绩和职业道德等情况进行管理、培训和考核，并依法依规给予相应的表彰、奖励、处理等。

第五章　法律责任

第三十五条　任何单位或者个人未经卫生计生行政部门批准擅自开展院前医疗急救服务的，由县级以上地方卫生计生行政部门按照《医疗机构管理条例》等有关规定予以处理。

第三十六条　急救中心（站）和急救网络医院使用非卫生专业技术人员从事院前医疗急救服务的，由县级以上地方卫生计生行政部门按照《执业医师法》、《医疗机构管理条例》和《护士条例》等有关法律法规的规定予以处理。

第三十七条　医疗机构有下列情形之一的，由县级以上地方卫生计生行政部门责令改正、通报批评、给予警告；对直接负责的主管人员和其他直接责任人员，根据情节轻重，依法给予警告、记过、降低岗位等级、撤职、开除等处分：

（一）未经批准擅自使用"120"院前医疗急救呼叫号码或者其他带有院前医疗急救呼叫性质号码的；

（二）未经批准擅自使用救护车开展院前医疗急救服务的；

（三）急救中心（站）因指挥调度或者费用等因素拒绝、推诿或者延误院前医疗急救服务的；

（四）违反本办法其他规定的。

第六章　附则

第三十八条　本办法所称医疗救护员，是指人力资源社会保障部第四批新职业情况说明所定义，运用救护知识和技能，对各种急症、意外事故、创伤和突发公共卫生事件施行现场初步紧急救护的人员。

第三十九条　本办法所称救护车，是指符合救护车卫生行业标准、用于院前医疗急救的特种车辆。

第四十条　在突发事件中，公民、法人和其他单位开展的卫生救护不适用于本办法。

第四十一条　本办法自 2014 年 2 月 1 日起施行。

关于印发进一步完善院前医疗急救
服务指导意见的通知

国卫医发〔2020〕19号

各省、自治区、直辖市及新疆生产建设兵团卫生健康委、发展改革委、教育厅（局）、通信管理局、公安厅、人力资源社会保障厅（局）、交通运输厅、应急管理厅（局）、医疗保障局：

为进一步加强院前医疗急救体系标准化、规范化建设，提高院前医疗急救服务能力，更好地满足人民群众对院前医疗急救的需求，国家卫生健康委、国家发展改革委、教育部、工业和信息化部、公安部、人力资源社会保障部、交通运输部、应急管理部和国家医保局联合制定了《关于进一步完善院前医疗急救服务的指导意见》。现印发给你们，请认真贯彻执行。

国家卫生健康委　　国家发展改革委
教育部　　　　　　工业和信息化部
公安部　　　　　　人力资源社会保障部
交通运输部　　　　应急管理部
国家医保局
2020 年 9 月 17 日

（信息公开形式：主动公开）

关于进一步完善院前医疗急救服务的指导意见

院前医疗急救是卫生健康事业的重要组成部分，在医疗急救、重大活动保障、突发公共事件紧急救援等方面发挥了重要作用。为更好地满足人民群众对院前医疗急救的需求，提高院前医疗急救服务能力，现提出如下意见。

一、总体要求

（一）指导思想。以习近平新时代中国特色社会主义思想为指导，全面贯彻党的十九大和十九届二中、三中、四中全会精神，落实新形势下卫生与健康工作方针，以提高人民健康水平为核心，以满足人民群众需求为目标，大力推进院前医疗急救网络建设，逐步加强院前医疗急救人才队伍建设，有效提升院前医疗急救服务能力，加快建设与经济社会发展水平及人民健康需求相适应的院前医疗急救服务体系。

（二）基本原则。政府主导、保障基本。落实各级政府责任，坚持属地管理，分级负责，进一步加大政府对院前医疗急救事业的投入，完善急救资源配置，满足实际工作需要，保障人民群众对院前医疗急救的基本需求，切实体现院前医疗急救事业的公益性，助力健康中国建设。

科学规划、持续发展。根据院前医疗急救服务需求，科学布局、统筹规划院前医疗急救体系建设，明确各级院前医疗急救机构功能定位，建立长效运行与协作机制，促进城乡院前医疗急救体系一体化发展和区域平衡，全面提升院前医疗急救机构的服务能力和技术水平。

以人为本、注重实效。始终将院前医疗急救专业人才队伍建设作为推动体系发展的关键环节，从人才培养、职业发展、薪酬待遇、人员转归等方面统筹谋划，切实加强专业人才队伍建设，提高院前医疗急救质量与效率，促进院前医疗急救事业健康可持续发展。

软硬结合、全面提升。加强院前医疗急救基础设施、车辆装备、配套设备等硬件建设，提升信息化水平，逐步实现院前医疗急救机构精细化管理，注重院前医疗急救学科、服务、管理等内涵建设，持续提升人民群众对医疗急救服务满意度。

（三）主要目标。到2025年，建成与我国社会经济发展水平相适应的政府主导、覆盖城乡、运行高效、服务优质的省、地市、县三级院前医疗急救服务体系，院前医疗急救人才队伍长足发展，服务保障能力全面提升，社会公众急救技能广泛普及，急救相关产业健康发展，全社会关心支持急救事业发展的氛围基本形成。

具体指标：

——地市级以上城市和有条件的县及县级市设置急救中心（站）。

——合理布局院前医疗急救网络，城市地区服务半径不超过 5 公里，农村地区服务半径 10～20 公里。

——以地级市为单位，按照每 3 万人口配置 1 辆救护车，以县域为单位，根据县域人口的 300% 估算人口基数，按照每 3 万人口 1 辆的标准配备救护车。根据院前医疗急救服务需求合理配置救护车类型，其中至少 40% 为负压救护车。平均急救呼叫满足率达到 95%。

——全国"120"急救电话开通率达到 100%。"120"呼救电话 10 秒内接听比例达到 95%，3 分钟出车率达到 95%。院前急救病历书写率达到 100%。危急重症现场医疗监护或抢救措施实施率达到 98%。

——地市级以上急救中心设立统一指挥调度信息化平台。与本级区域健康信息平台、二级以上综合医院信息系统实现数据共享。

——独立设置的急救中心（站）急救医师数量满足服务需求。

二、加强院前医疗急救网络建设

（四）推进急救中心（站）建设。地市级以上城市和有条件的县及县级市设置急救中心（站），条件尚不完备的县及县级市依托区域内综合水平较高的医疗机构设置县级急救中心（站）。各地要按照《医疗机构基本标准（试行）》（卫医发〔1994〕30 号）和《急救中心建设标准》（建标〔2016〕268 号）的相关要求，加强对急救中心（站）建设的投入和指导，确保急救中心（站）建设符合标准。有条件的市级急救中心建设急救培训基地，配备必要的培训设施，以满足院前医疗急救专业人员及社会公众急救技能培训需求。

（五）加强急救车辆等急救运载工具和装备配置。各地要根据业务工作需要、厉行节约原则，合理配置急救中心（站）救护车数量，偏远地区可根据实际情况增加配置数量。遵循合理、必须、均衡原则，完善不同用途和性能救护车配备。有条件的地区可根据需要购置或采取签订服务协议的方式配备水上、空中急救运载工具。车辆、担架等运载工具及装载的医疗、通讯设备符合国家、行业标准和有关规定，满足院前医疗急救服务需求，提高装备智能化、信息化水平。救护车等急救运载工具以及人员着装统一标识，统一标注急救中心（站）名称和院前医疗急救呼叫号码。

（六）规划院前医疗急救网络布局。各地要结合城乡功能布局、人口规模、服务需求，科学编制辖区院前医疗急救站点设置规划。城市地区不断完善以急救中心为主体，二级以上医院为支撑的城市院前医疗急救网络，有条件的大型城市可以在急救中心下设急救分中心或急救站，合理布局，满足群众院前医疗急救服务需求。农村地区建立县级急救中心—中心乡镇卫生院—乡镇卫生院三级急救网络，加强对乡村医师的培训，充分发挥乡村医师在院前医疗急救中的作用。地市级以上急救中心要加强对县级院前医疗急救网络的指导和调度。有条件的地区要积极开展航空医疗救护，在确保安全的前提下，探索完善航空医疗救护管理标准和服务规范，构建陆空立体急救网络和空地协同机制。

三、加强院前医疗急救人才培养和队伍建设

（七）加强院前医疗急救专业人才培养。加强医教协同，加强急诊专业住院医师规范化培训力度，强化院前医疗急救能力培训。完善院前医疗急救医师继续医学教育制度，组织急救中心医师定期到二级以上医疗机构接受急诊、重症监护、麻醉等临床技能培训，并采取多种手段拓展院前医疗急救医师继续教育形式和内涵。

（八）强化院前医疗急救队伍建设。各地应当根据急救网络规划，合理配置院前医疗急救专业人员和其他工作人员，创新院前医疗急救医师和护士招聘引进举措，确保满足服务要求。规范开展院前医疗急救专业人员岗前培训和在岗培训，加强调度员、驾驶员、担架员业务培训，完善考核管理。

四、提升院前医疗急救服务能力

（九）加强院前医疗急救信息化建设。建立健全全国院前医疗急救工作信息管理系统，加强急救相关信息管理，健全急救系统监测预警水平。提高院前医疗急救信息化水平，推动院前医疗急救网络与医院信息系统连接贯通，推动急救调度信息与电信、公安、交通、应急管理等部门及消防救援机构的信息共享与联动，探索并推广急救呼叫定位，探索居民健康档案与调度平台有效对接，提高指挥调度和信息分析处理能力。

（十）加强科学调度水平。全国统一院前医疗急救呼叫号码为"120"。地市级以上急救中心建立院前医疗急救指挥调度信息化平台，遵循就近、就急、就专科的原则，实现急救呼叫统一受理、车辆人员统一调度。地域偏远或交通不便的县及县级市应当设置独立急救中心（站）或依托综合水平较高的医疗机构，建立指挥调度信息化平台，根据实际情况，实现市级统一受理、二级调度或县级统一受理、调度，提高调度效率。加强院前医疗急救接报调度能力建设，鼓励有条件的地区根据实际情况创新调度方式，科学合理调派急救资源。

（十一）提升院前医疗急救服务质量。各地要进一步完善院前医疗急救工作相关规章制度，提高管理水平。加强院前医疗急救质量控制，完善院前医疗急救标准、流程和考核指标，不断提升院前医疗急救服务质量。急救中心要加强业务培训和管理，不断提高呼叫响应水平、全程转运速度和患者处置能力。

（十二）完善院前院内急救衔接机制。推动院前医疗急救网络与院内急诊有效衔接，落实医院首诊负责制，规范院前院内工作交接程序，整合相关科室，建立院前院内一体化绿色通道，提高救治效率。有条件的地区可建设院前医疗急救机构和胸痛中心、卒中

中心、创伤中心、危重孕产妇救治中心、危重儿童和新生儿救治中心实时交互智能平台，推行急诊急救一体化建设。

（十三）提升公众急救技能。各地要建立辖区公众急救培训管理体系，制定培训计划，统一培训内容，整合急救中心、红十字会、公立医院及社会化培训机构等多方力量，开展针对社会公众的心肺复苏等基本急救技能培训。探索将急救常识和基本急救技能培训内容纳入公安民警、消防救援人员、公共交通工作人员等重点人群在岗培训。积极开展中小学急救常识普及，推广高中生、大学生基本急救技能培训，有效提升全人群自救互救能力。

五、加强政策保障

（十四）推进标准化建设。逐步完善院前医疗急救相关标准规范，统一院前医疗急救运载工具、装备标识和着装标准，规范急救运载工具、装备配置标准，制定院前医疗急救流程和技术规范，加强院前医疗急救服务质量控制，有效规范院前医疗急救行为。逐步建立统一的公众急救培训体系，提高自动体外除颤仪（AED）配置水平，完善公众急救支持性环境。

（十五）拓展人才发展平台。进一步完善卫生专业技术资格考试急诊医学（中级）专业考试大纲，兼顾院前医疗急救工作特点，职称晋升中侧重考查专业性、创新性和院前临床综合服务能力。鼓励各地推动急救中心（站）与医疗机构建立合作，探索建立院前急救医师转岗机制。

（十六）完善价格体系。规范院前医疗急救收费项目，科学核算服务成本，与财政补助相衔接，合理制定和动态调整医疗服务价格，合理回收部分成本，保障院前医疗急救机构运行，引导公众合理急救需求。将符合条件的院前医疗服务收费项目纳入医保支付范围。

（十七）调动人员积极性。强化内部运行机制、人事管理制度改革，建立健全适应院前医疗急救行业特点的绩效评估指标体系，将考核结果与岗位聘用、职称晋升、绩效分配挂钩。充分考虑单位属性、行业特点、资金保障能力等因素，合理核定院前医疗急救机构绩效工资总量，在内部分配时重点向一线岗位、业务骨干倾斜。

（十八）保障救护车辆权利。救护车在执行急救任务时，在确保安全的前提下，不受行驶路线、行驶方向、行驶速度和信号灯的限制。为救护车免费安装 ETC 车载装置，保障其不停车快捷通过高速公路收费站。

六、组织实施

（十九）加强组织领导。各地要高度重视院前医疗急救工作，将院前医疗急救事业纳入本级卫生事业发展规划，切实加强组织领导，明确部门分工，强化政策协调衔接，统筹推进各项工作。各地要在 2020 年 11 月底前，制定完善院前医疗急救服务的具体实

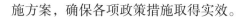
施方案，确保各项政策措施取得实效。

（二十）强化部门协作。卫生健康行政部门要科学规划院前医疗急救网络布局，加强院前医疗急救人才培养，加强行业监管，确保院前医疗急救服务质量和安全。发展改革部门要积极改善院前医疗急救相关基础设施建设。教育部门要积极开展急救常识普及教育。电信管理部门、应急管理部门及消防救援机构要稳步推进与院前医疗急救调度系统的信息共享与联动，缩短响应时间。人力资源社会保障部门要会同卫生健康等部门保障急救中心（站）合理待遇。交通部门要制定完善保障急救车辆权利的相关政策。医疗保障部门负责统筹完善院前医疗急救服务价格和医保支付政策。

（二十一）开展社会宣传。各地要利用多种媒体形式，广泛宣传普及急诊急救知识，提高公众自救互救意识和能力。引导公众形成正确急救需求观念，合理利用院前医疗急救资源。树立、宣传先进人物和典型事迹，展现院前医疗急救工作者积极健康、无私奉献的精神风貌，营造全社会关心支持院前医疗急救发展的良好氛围。

（二十二）开展考核指导。各地区要加强对辖区内完善院前医疗急救服务实施情况监督检查，以问题为导向，综合评价辖区内院前医疗急救工作的进展和成效。国家卫生健康委要会同相关部门建立重点工作跟踪和定期监督制度，强化政策指导和督促检查，及时总结经验并定期通报工作进展。

《关于印发进一步完善院前医疗急救服务的指导意见》政策解读

一、印发《意见》的背景是什么？

院前医疗急救是卫生健康事业的重要组成部分，在医疗急救、重大活动保障、突发公共事件紧急救援等方面发挥了重要作用。为进一步加强院前医疗急救体系标准化、规范化建设，提高院前医疗急救服务能力，更好地满足人民群众对院前医疗急救的需求，国家卫生健康委联合国家发展改革委、教育部、工业和信息化部等8部委共同制定了《关于进一步完善院前医疗急救服务的指导意见》。

二、《意见》有哪些主要内容？

《意见》主要包括六个部分。

第一部分是总体要求。一是明确《意见》的指导思想。以习近平新时代中国特色社会主义思想为指导思想，加快建设与经济社会发展水平及人民健康需求相适应的院前医疗急救服务体系。二是强调《意见》的基本原则。坚持政府主导、保障基本的原则，进一步加大政府对院前医疗急救事业的投入；坚持科学规划、持续发展的原则，根据院前医疗急救服务需求，统筹规划院前医疗急救体系建设；坚持人力为本、注重实效的原则，始终将院前医疗急救专业人才队伍建设，作为推动体系发展的关键环节，提高院前医疗急救质量与效率；坚持软硬结合、全面提升的原则，加强院前医疗急救基础设施等硬件建设，提升信息化水平，提升人民群众对医疗急救服务满意度。三是提出《意见》的主要目标，到2025年建成与我国社会经济发展水平相适应的政府主导、覆盖城乡、运行高效、服务优质的省、地市、县三级院前医疗急救服务体系。

第二部分是加强院前医疗急救网络建设。一是推进急救中心（站）建设，加强投入和指导，确保急救中心建设符合标准。二是加强急救车辆等急救运载工具和装备配置，合理配置救护车数量，满足院前医疗急救需求。三是规划院前医疗急救网络布局，科学编制院前医疗急救站点设置规划，逐步探索构建陆空立体急救网络和空地协同机制。

第三部分是加强院前医疗急救人才培养和队伍建设。一是加强院前医疗急救专业人才培养，加强急诊专业住院医师规范化培训力度，完善院前医疗急救医师继续医学教育制度。二是强化院前医疗急救队伍建设，合理配置院前医疗急救专业人员和其他工作人员，规范开展院前医疗急救岗前培训和在岗培训，完善考核管理。

第四部分是提升院前医疗急救服务能力。一是加强院前医疗急救信息化建设。建立健全全国院前医疗急救工作信息管理系统，提高院前医疗急救信息化水平，推动院前医疗急救网络与医院信息系统连接贯通，推动急救调度信息与相关各部门的信息共享与联动。二是加强科学调度水平。全国统一院前医疗急救呼叫号码为"120"，因地制宜建立院前医疗急救指挥调度信息化平台，提高调度效率。三是提升院前医疗急救服务质量，加强院前医疗急救质量控制。四是完善院前院内急救衔接机制，提高救治效率。五是提升公众急救技能，建立辖区公众急救培训管理体系，加强重点人群在岗培训，有效提升全人群自救互救能力。

第五部分是加强政策保障。推进标准化建设，有效规范院前医疗急救行为。拓展人才发展平台，进一步完善卫生专业技术资格考试急诊医学（中级）专业考试大纲。完善价格体系，保障院前医疗急救机构运行。调动人员积极性，建立健全适应院前医疗急救行业特点的绩效评估指标体系。保障救护车辆权利。

第六部分是组织实施。要求各地加强组织领导，强化部门协作，广泛开展社会宣传，保障院前医疗急救服务工作顺利开展。同时，加强对辖区内完善院前医疗急救服务实施情况监督检查，综合评价工作进展和成效。

三、下一步工作要求是什么？

下一步，国家卫生健康委将指导各地贯彻落实《关于进一步完善院前医疗急救服务的指导意见》，对重点工作进行跟踪和定期监督，确保各项政策措施落到实处，以提高院前医疗急救服务能力，更好地满足人民群众对院前医疗急救的需求。

《医疗机构基本标准（试行）》之 急救中心、站基本标准

（医卫发〔1994〕30号）

第八部分　急救中心、站基本标准
急救站

一、科室设置：

至少设有急救科、通讯调度室、车管科。

二、急救车辆：

（一）按每5万人口配1辆急救车，至少配备5辆能正常运转的急救车；

（二）每辆急救车应备有警灯、警报器，在车身两侧和后门要有医疗急救的标记；

（三）每急救车单元设备：

急救箱（包）　简易产包（含消毒手套）

听诊器　表式血压计

体温计　氧气袋（瓶）

给氧鼻导管（塞）　简易呼吸机

口对面罩吹气管　电动吸引器

心电图机　开口器

拉舌钳　环甲膜穿刺针

张力性气胸穿刺针　静脉输液器

心内注射针　20 mL注射器

5 mL注射器　止血带

砂轮片　胶布

酒精盒　脱脂棉

敷料（大、中、小）　绷带

三角巾　敷料剪

镊子　药勺

针灸针　夹板

敷料箱　手电筒

软担架　移动式担架床

（四）每急救车单元药品：

盐酸肾上腺素　异丙肾上腺素

可拉明　洛贝林

多巴胺　阿拉明

利血平　速尿

西地兰　安定注射液

非那根　杜冷丁

镇痛新　复方氨基比林

氨茶碱　灭吐灵

阿托品　止血敏

安络血　地塞米松

解磷定　利多卡因

10% 葡萄糖酸钙　10% 葡萄糖注射液

安定片　潘生丁片

心痛定片　扑尔敏片

异搏定片　麝香保心丸

复方降压片　阿托品片

去痛片　心得安片

外用药　75% 酒精（棉球）

2.5% 碘酊（棉球）　红汞（棉球）

三、通讯：

应开通急救专线电话。

四、人员：

（一）至少有 5 名司机；

（二）至少有 5 名急救医护人员。

五、房屋：

建筑面积不少于 400 平方米。

六、制订各项规章制度、人员岗位责任制，有国家制定或认可的医疗护理技术操作规程，并成册可用。

七、注册资金到位，数额由各省、自治区、直辖市卫生行政部门确定。

急救中心

一、科室设置：

至少设有急救科、通讯调度室、车管科。

二、急救车辆：

（一）按每 5 万人口配 1 辆急救车，但至少配备 20 辆急救车；

（二）每辆急救车应备有警灯、警报器，在车身两侧和后门要有医疗急救的标记；

（三）至少有 1 辆急救指挥车；

（四）每急救车单元设备：与急救站相同；

（五）每急救车单元药品：与急救站相同。

三、通讯：

（一）应开通急救"120"专线电话；

（二）急救车及急救指挥车均配备无线电车载台，其中急救指挥车必须配备移动电话；

（三）与该市担任急救医疗任务的医院的急诊科之间建立急救专用电话。

四、人员：

（一）至少配备司机 21 名；

（二）至少配备急救医护人员 30 名。

五、房屋：

建筑面积不少于 1600 平方米。

六、急救网络：

至少设有 3 个分站，并与分站及医院形成急救网络。

七、制订各项规章制度、人员岗位责任制，有国家制定或认可的医疗护理技术操作规程，并成册可用。

八、注册资金到位，数额由各省、自治区、直辖市卫生行政部门确定。

《急救中心建设标准》

（建标〔2016〕268 号）

第一章 总则

第一条 为规范急救中心建设，提高急救中心项目决策水平和工程建设管理水平，合理确定建设规模，正确掌握建设标准，满足急救中心基本功能需要，完善我国公共卫生服务体系，提高应对突发公共卫生事件的院前急救能力，适应经济社会发展，制定本建设标准。

第二条 本建设标准是急救中心建设项目科学决策、合理确定建设规模、服务全国的统一标准，是编制、评估以及审批核准急救中心项目建议书、可行性报告的重要依据，也是有关部门审查规划设计和对工程建设全过程监督检查的尺度。

第三条 本建设标准适用于急救中心新建、改建、扩建工程项目。

第四条 本建设标准所指急救中心包括独立建制的急救中心和急救站。非独立建制的急救分中心和急救站可参照执行。

第五条 急救中心建设应满足应对各类突发事件紧急医疗救援和重大活动医疗救援保障的能力。

第六条 急救中心的建设，必须遵守国家有关法律、法规和国家有关卫生工作的政策，正确处理需要与可能、现状与发展的关系，做到规模适宜、功能适用、装备适度、经济合理、安全卫生。

第七条 急救中心的建设，应符合区域卫生规划、医疗机构设置规划和城市总体规划要求，充分利用现有卫生资源和基础设施，避免重复建设。

第八条 急救中心的建设除应执行本建设标准外，尚应符合国家现行有关标准、规范和定额、指标的规定。

第二章 建设规模与项目构成

第九条 急救中心救护车辆规模应根据服务人口数量、当地经济发展水平、服务半径、地理位置等因素合理确定，每 5 万人～10 万人配备 1 辆。

第十条 急救中心救护车辆规模分为 5 辆、10 辆、20 辆、30 辆、40 辆、50 辆、60 辆和 60 辆以上。

第十一条 急救中心项目构成包括房屋建筑、场地和附属设施。其中房屋建筑主要包括功能用房、业务用房、后勤保障用房等。场地包括绿地、道路和停车场等。附属设施包括供电、污水处理、垃圾收集等。

第十二条 直辖市、省会城市的急救中心宜具备培训功能，并应有相应的培训设施、设备，其他急救中心可根据实际情况确定。

第十三条 急救中心配套设施建设应坚持专业化协作和社会化服务的原则，充分利用城市公共设施和现有基础设施。

第三章　建筑面积指标

第十四条 急救中心建筑面积指标宜符合表 1 的规定。

表 1　急救中心建筑面积指标（m²）

车辆规模	5 辆	10 辆	20 辆	30 辆	40 辆	50 辆	60 辆
建筑面积	850	1400	2150	2950	3700	4450	5200

注：1. 中间规模的急救中心建筑面积指标可采用插入法计算。

　　2. 60 辆以上规模的急救中心建筑面积可按每增加 10 辆增加 750 m² 建筑面积计算。

　　3. 本表不包括培训用房的建筑面积。

第十五条 急救中心的功能、业务、后勤保障用房单项面积宜符合下列规定：

一、功能用房包括指挥调度用房和车库、隔离用房。

（一）指挥调度用房主要包括调度室、会商室、信息机房等，面积可按每辆车 10 m² 计，最低建筑面积不小于 200 m²。

（二）车库、隔离用房建筑面积可按表 2 计算，大于 60 辆部分可按每辆 15 m² 计算。

表 2　车库、隔离用房建筑面积（m²）

车辆规模	5 辆	10 辆	20 辆	30 辆	40 辆	50 辆	60 辆
建筑面积	400	700	950	1150	1300	1450	1600

二、业务用房主要包括值班室、行政办公用房、综合用房等，建筑面积可按每辆 25 m² 计算。

三、后勤保障用房包括各类物资库房、消毒间、车辆维护用房和其他服务用房等，建筑面积可按每辆 25 m² 计算。

第十六条 具有培训功能的急救中心，其培训用房建筑面积应根据培训规模、培训学员数量等确定。

第十七条 急救中心应配套建设机动车（非急救车辆）和非机动车停车设施。停车的数量和停车设施的面积指标按建设项目所在地区有关规定执行。

第四章　规划布局与建设用地

第十八条 急救中心和急救站的设置和布局，应根据所在地区的急救服务半径、服务人口、地理交通、经济水平以及需求量等综合条件确定。

第十九条 急救中心选址应满足功能与环境的要求,应选择在交通便利、环境安静、地形比较规整、工程和水文地质条件较好的位置,并尽可能充分利用城市基础设施,应避开污染源和易燃易爆物的生产、贮存场所。

急救中心的选址尚应充分考虑工作的特殊性质,按照公共卫生方面的有关要求,协调好与周边环境的关系。

第二十条 急救中心宜紧靠城市交通干道并直接连接,宜面临两条道路,出入口不应少于两处,便于车辆迅速出发。

第二十一条 急救中心的规划布局与平面布置应符合下列规定:

一、建筑布局合理、节约用地。

二、满足基本功能需要,并适当考虑未来发展。

三、功能分区合理,洁污流线清楚,避免交叉感染。

四、根据不同地区的气象条件,合理确定建筑物的朝向,充分利用自然通风与自然采光,提供良好的工作环境。

五、应充分利用地形地貌,在不影响使用功能和满足安全卫生要求的前提下,建筑宜适当集中布置,建筑的 K 值宜控制在大于 65% 。

六、建筑周边应设有环通的双车道。

第二十二条 急救中心的建设用地应符合当地规划部门要求,其容积率宜为 0.8 ~ 1.5,建筑密度宜为 40% 。

第二十三条 急救中心绿地面积应符合当地城市有关规定。

第五章　建筑标准

第二十四条 急救中心的建筑标准应按照当地经济水平和地域条件合理确定。

第二十五条 急救中心的建筑装修和环境设计应体现简捷、明快的特点。重要用房的室内装修材料均应采用燃烧性能等级为 A 级的材料。

第二十六条 急救中心建设应符合国家建筑节能、绿色环保的相关标准、要求。

第二十七条 急救中心宜采用钢筋混凝土结构。

第二十八条 要按照《建筑工程抗震设防分类标准》和《建筑抗震设计规范》进行设计,确保建筑安全。主要的车道和通道上不应有易倒塌的装饰物。

第二十九条 急救中心的供电设施应安全可靠,宜采用双路电源供电,确保不间断供电。不能保证持续供电的地区,可设自备电源。重要部位应有 UPS 应急电源系统。

第三十条 急救中心的建筑防火等级不应低于二级。一般用房应采用不燃烧体隔墙,其耐火极限为 1 小时。调度中心、库房等重要用房应采用耐火极限为 2 小时的不燃烧体隔墙,其隔墙上的门窗应采用乙级防火门窗。车库应按汽车库消防设计规范有关条款执行。消防设施的配置应遵守国家有关建筑防火设计规范的规定。

第三十一条 急救中心必须设置完善的避雷设施。

第三十二条 救护车车库包括车道的室内净高宜大于 3.2 m。

第三十三条 有条件的急救中心可设置直升机停机坪。

第六章　建筑 IS 备标准及救护车的配备

第三十四条 急救中心宜配置与其功能和建设规模相适应的有线通信系统、无线集群系统、计算机系统、闭路电视监控系统、本区域电子地图和卫星定位系统以及 114 数据库信息系统等。

第三十五条 急救中心通信系统应包含以下内容：

一、有线、无线通信系统。

二、数字交换系统。

三、急救信息系统（包括三字段信息、地理信息系统）。

四、数字录音系统（应设双机热备份）。

五、UPS 应急电源系统。

有条件的还宜配置 GPS 车辆卫星定位系统（省会以上城市 GPS 系统应包括车辆定位和数字信息，省会以下城市 GPS 系统可以仅有导航定位功能）、LED 条屏显示系统、电子大屏幕投影系统和视频监控系统等。

第三十六条 急救中心救护车内的设备配置应按照救护车标准（WS/T 292）执行。

第七章　主要技术经济指标

第三十七条 急救中心的投资估算应按国家现行有关规定编制。在评估或审批可行性研究报告时，其建筑安装工程造价可按当地相同建筑等级标准和结构形式住宅的平均建筑安装工程造价的 1.6~2 倍计算。

第三十八条 建设工期应按国家关于建筑安装工程工期有关定额执行。